QU'EST-CE QU'ON ATTEND **POUR VIVRE MIEUX ?**

QU'EST-CE QU'ON ATTEND **POUR VIVRE MIEUX ?**

Dr Jean-Michel **COHEN**

FIRST
Editions

ISBN : 978-2-412-01510-0
Dépôt légal : avril 2017
Imprimé en France par Normandie Roto Impression s.a.s.(1700702)

Direction éditoriale : Aurélie Starckmann
Correction : Anne-Lise Martin et Josiane Attucci
Photographie de couverture : © Pascal Ito
Mise en page : Graphim 64
Illustrations page 189 : © pomkipik

Éditions First, un département d'Édi8
12, avenue d'Italie
75 013 PARIS – France
Tél. : 01 44 16 09 00
Fax : 01 44 16 09 01
E-mail : firstinfo@efirst.com
Site internet : www.editionsfirst.fr

SOMMAIRE

Clé n° 4 • La clé Sommeil

Clé n° 5 • La clé Corps

INTRODUCTION

N'attendons pas pour vivre mieux !

On envie secrètement ceux qui semblent toujours en forme, toniques et en bonne santé. Certains l'expliquent par leur pratique assidue du jogging, à nous faire culpabiliser de préférer la sieste ; d'autres se disent adeptes des cures alimentaires et autres détox ; d'autres encore misent sur leur régime végétarien ; certains prétendent même qu'il suffirait de se limiter à 2 ou 3 aliments bien précis pour vaincre les maladies, un peu à la façon d'un élixir d'immortalité. Vrai ? Faux ?

Difficile, cependant, de croire qu'un seul élément puisse expliquer cette insolente bonne santé que nous admirons chez certains. Car le vrai secret d'une telle vitalité réside plutôt dans une approche globale de l'hygiène de vie qui prend en compte la nutrition, mais également l'activité physique, le sommeil, le mental et l'attention au corps.

L'équilibre en somme, mais sans négliger le plaisir. En tant que médecin nutritionniste, il me fallait faire savoir que l'alimentation et l'hygiène de vie peuvent déclencher des maladies, tout comme elles peuvent en alléger les symptômes… et vous faire gagner en longévité, que vous ayez 30, 40, 50, 60 ans ou plus. Rendez-vous au fil de ces pages pour votre programme complet. Objectif : vivre mieux, et plus longtemps !

Vivre mieux, c'est quoi ?

Vivre mieux, c'est sans doute d'abord vivre en meilleure santé, en profitant au mieux des super-pouvoirs que nous a donnés la nature, être intellectuellement et physiquement en possession de nos moyens plus longtemps. Pour nombre d'entre vous, je remarque que vivre mieux, c'est aussi arriver à changer ce que la société fait de nous pour devenir ce (ceux) que nous voulons être : moins stressés, plus en forme, plus alertes, plus heureux. La pertinence d'une telle démarche s'est imposée au fil de mes lectures. Car on meurt rarement de « simple » vieillesse de nos jours : il y a presque toujours une maladie en cause, responsable de l'accélération de la dégradation physique. Or, grâce à mon métier, j'ai appris ces dernières années que si notre mode de vie (alimentation au premier plan) est souvent la première cause de certaines pathologies parmi les plus fréquentes (trouble cardiaque, diabète, hypertension…), il peut aussi, grâce à certains changements dans nos habitudes, les enrayer… voire les faire disparaître !

Ce n'est d'ailleurs pas un hasard si on a vu fleurir, depuis quelques années, différents aliments enrichis que l'industrie agroalimentaire a surnommés « alicaments », pour cibler tel ou tel problème : plus de fibres contre la constipation, plus de calcium pour la solidité des os, des probiotiques pour la flore intestinale, etc. Mais il n'est pas nécessaire de céder à l'appel du marketing alimentaire : les aliments naturels, doués de nombreuses vertus, suffisent amplement.

Associés à une hygiène de vie adaptée, ils offrent l'assurance, je dis bien l'assurance, de points de vie gagnés ! De nombreuses études le prouvent* : un changement de mode de vie, s'accompagnant des bons choix alimentaires, peut faire reculer des pathologies graves, entre autres certains problèmes cardiaques, et même se révéler plus efficace que la prise de médicaments.

Voici le message que je souhaite vous apporter ici : oui, on peut vivre en meilleure santé, donc plus longtemps, en adoptant des mesures simples dont on connaît aujourd'hui l'efficacité. (Les chercheurs qui travaillent sur les paramètres biologiques des centenaires ont ainsi découvert que leur mode de vie est souvent le principal facteur de leur longévité.) Malheureusement, hormis pour certaines pathologies comme le diabète ou le cholestérol, le corps médical tend à ignorer royalement l'incroyable pouvoir de l'alimentation sur la santé (même si les choses commencent à changer doucement). Ce n'est sans doute pas un hasard si les laboratoires pharmaceutiques, qui règnent en maîtres sur le marché de la santé, n'ont rien à y gagner. Pourtant, il serait tellement plus judicieux de commencer par changer ses habitudes en misant sur des aliments bons pour la santé au lieu de recourir d'emblée aux médicaments. Pas besoin de prescription pour cela !

* Je pense en particulier aux travaux du chercheur américain Dean Ornish, fondateur du Preventive Medicine Research Institute. Sur la base de recherches conduites sur plus de trente ans, le régime alimentaire qu'il préconise se fonde sur une approche globale de la santé en prenant en compte l'activité physique et la gestion du stress.

Les 5 clés du « vivre-mieux » : nutrition, forme, mental, sommeil et corps

Toutes les médecines alternatives le disent : l'équilibre corps-esprit est un élément clé du « vivre-mieux », car corps et esprits interagissent en permanence et sont donc indissociables. Et dans le corps lui-même, ensemble hautement complexe, les différents systèmes s'influencent eux aussi mutuellement. Peut-être avez-vous découvert, au cours d'une séance d'ostéopathie, que vous aviez mal aux lombaires à cause d'un orteil déformé ? Ou encore, lors d'un massage issu de la médecine traditionnelle chinoise, que votre sinusite s'était améliorée en même temps que vos maux de dos ? Tout est lié. C'est d'ailleurs ce que défend depuis des millénaires l'approche holistique* (c'est-à-dire globale) de la santé, qui prend en compte ses dimensions physique, mentale, émotionnelle, familiale, sociale, culturelle.

C'est pourquoi j'ai choisi, dans ce nouveau livre, d'inclure mes connaissances en nutrition dans une feuille de route plus large. Car si l'alimentation, carburant de notre organisme, est responsable de maux comme de mieux, les quatre autres clés évoquées plus haut doivent lui être associées pour nous permettre de gagner des années de vie en bonne santé – on vit certes aujourd'hui plus longtemps, mais ces années supplémentaires sont souvent marquées par

* Du grec *holos*, « tout entier ».

la maladie : cancer, problèmes respiratoires chroniques, diabète, maladies cardiovasculaires...) !

Ce que j'aimerais partager avec vous

J'ai récemment été très agacé par la lecture des magazines et proposant des recommandations nutritionnelles : il y a de plus en plus d'aliments « interdits » et les « régimes » préconisés sont de plus en plus aberrants. J'ai donc voulu ici redonner du sens à l'alimentation en décortiquant les aliments pour que vous puissiez vous-même choisir dans la grande variété qui nous est offerte et trouver le régime « longue vie » qui vous convient.

Avant d'entrer dans le cœur de ce programme, apportons une précision. Peut-être vous êtes-vous déjà demandé, avant de reprendre le sport ou de changer vos habitudes, si cela valait vraiment le coup. Peut-être vous est-il arrivé, après un régime ou une période de pratique intensive du sport, de regretter vos efforts et de baisser les bras, en estimant que vous vous étiez donné beaucoup de mal pour un résultat peu concluant. Eh bien, sachez que l'objectif de ce livre n'est pas de vous inciter à révolutionner votre quotidien par des mesures drastiques, mais de vous faire découvrir quelques secrets faciles à vous approprier sans effort.

Quels aliments privilégier *dans votre cas* ? Quelles mauvaises habitudes et croyances éradiquer ? Comment oxygéner et stimuler votre corps sans faire de 0 à 3 heures de sport par semaine ? Voilà ce que je veux partager avec vous, et plus encore ! Vous y découvrirez aussi comment renforcer votre mental pour vivre plus sereinement, comment vous débarrasser des pensées toxiques qui vous empêchent de dormir, comment vaincre la fatigue chronique par un repos réellement récupérateur, comment (et pourquoi !) s'occuper de soi. Car prendre soin de soi, c'est déjà « vivre mieux » !

CLÉ N° 1

LA CLÉ NUTRITION

1 L'alimentation agit sur la santé

Sans doute sentez-vous inconsciemment qu'il est bénéfique de manger sainement, c'est-à-dire en évitant les plats industriels, en privilégiant les fruits et les légumes de qualité, ainsi que les légumineuses et les céréales complètes, en limitant votre consommation de viande, de sucre et de sel. On sait désormais que l'influence de notre alimentation sur notre santé et notre bien-être est bien plus importante et étendue qu'on ne le soupçonnait. La recherche a ainsi montré que les aliments ne se contentent pas d'apporter du carburant à notre corps pour lui permettre de fonctionner, mais qu'ils agissent aussi au niveau cellulaire – certains permettant de prolonger la vie des cellules, d'autres de les réparer –, mais également sur l'ADN, pour freiner son altération. De quoi faire tourner les têtes !

Mais cette action à la fois protectrice et réparatrice, aucun régime restrictif ne peut la mener à bien. Pour une fois, toutes les études que j'ai pu consulter sur ce sujet le confirment : seul un régime alimentaire véritablement « sain » peut agir sur la longévité. Un tel régime ne joue pas sur des interdits, mais se fonde sur un apport équilibré des différentes catégories d'aliments pour répondre aux besoins de l'organisme : il privilégie les végétaux, riches en antioxydants (fruits et légumes, ainsi que les céréales complètes et les légumineuses, pour un apport calorique suffisant) ;

mais il comprend aussi de bonnes matières grasses (voir pages 91-107) ainsi que des protéines animales en quantité limitée* (sauf, bien sûr, pour les personnes qui ont fait le choix de ne plus consommer de produits d'origine animale, mais nous parlerons plus loin des régimes végétariens). Par ailleurs, bien choisi et consommé sans excès, l'alcool a aussi sa place dans un tel programme, car il possède quelques vertus. Comme vous pouvez le voir, aucun aliment n'est diabolisé, et cette variété permet de conserver le plaisir de manger, indispensable à notre bien-être général.

Si nos choix alimentaires peuvent nous aider à rester en forme plus longtemps, ils ont aussi la capacité de prévenir certaines pathologies graves. Vous avez peut-être entendu parler de l'alimentation anticancer. Vous êtes dubitatif? Sachez pourtant que n'est pas une lubie : certes, on ne peut pas guérir d'un cancer en changeant simplement son alimentation, mais de très nombreuses études ont prouvé l'efficacité de certains aliments sur certains types de cancers, leur capacité à « cibler » les cellules cancéreuses sans détruire les cellules saines et à aider ensuite à freiner la récidive. Tout cela est vrai, mais il ne suffit pas de manger un seul type d'aliment : il faut en combiner plusieurs, les consommer régulièrement et varier souvent. Plus globalement, des études statistiques ont mis en valeur autant de liens entre la consommation de certains aliments et

* De nombreuses études montrent qu'une trop grande consommation de viande, céréales raffinées et laitages gras entraîne des pathologies qui affaiblissent le système (cholestérol, hypertension).

l'apparition de certains cancers que l'inverse : cibler des aliments potentiellement protecteurs permettrait d'éviter certains types de cancers.

Le docteur Michael Greger l'explique en détail dans son livre *Comment ne pas mourir*[*]. Les chromosomes possèdent tous, à chacune de leurs extrémités, des télomères, sortes de petits embouts qui évitent que les brins d'ADN ne « s'effilochent ». Or, les télomères raccourcissent avec l'âge, mais aussi sous l'action du stress ou de l'inflammation. Quand les télomères deviennent trop courts, ils ne jouent plus leur rôle protecteur, ce qui précipite la détérioration et la mort des cellules. Si les cancers en phase terminale déclenchent la réduction des télomères, l'inverse est encore plus vrai : une érosion importante des télomères est visible dès la production des cellules cancéreuses ! Bien que des études aient prouvé qu'un régime suivi d'une perte de poids ou un programme sportif intensif n'avaient aucun effet sur la longévité des télomères, il a également été démontré que la qualité du régime alimentaire pouvait influer sur leur longueur, donc sur la durée de vie des chromosomes, et prévenir ainsi certaines pathologies ou en limiter la progression. En quelques mois, un régime à base de céréales complètes, de légumes et de fruits choisis pour leurs actions sur la santé peut booster de manière significative l'activité

* Belfond, 2017. Plus globalement, il décrit dans ce livre le rôle de nos choix alimentaires dans le développement des maladies dites « de civilisation » : maladies cardiaques, mais aussi dépressions, cancers, troubles dégénératifs, etc.

des télomères. L'alimentation anticancer pourrait bien ne pas être un mythe !

C'est ce constat qui m'a décidé à écrire ce livre : en modifiant son alimentation, on peut prévenir certaines maladies mais aussi les soigner et/ou en soulager les symptômes. Mais n'attendez pas que je vous livre ici une recette magique qui permettrait de faire le buzz, car elle n'existe pas : il s'agit plutôt de vous inviter à modifier vos choix alimentaires et à combiner de façon intelligente les aliments qui vous veulent du bien. Il n'est jamais trop tard et vous verrez qu'il est possible d'améliorer sensiblement sa condition physique sans forcément TOUT changer. Ceux qui me connaissent savent que je ne vous ferai jamais avaler une branche de céleri crue au petit déjeuner ! Ce livre est conçu pour vous permettre des ajustements dans votre mode de vie ou une reprise en main profonde, selon vos motivations.

L'alimentation : curseur de notre santé

Pour vous permettre de comprendre l'intérêt des informations nutritionnelles qui vont suivre, il me semblait important de rappeler la fonction de la nourriture. On mange pour se faire plaisir. Certes. On mange aussi « pour vivre ». Oui. Surtout, on mange pour que le corps fonctionne : la nourriture est le carburant de notre organisme. Vous savez bien que si vous mettez du sans-plomb dans une voiture de course, le moteur ne pourra pas accomplir ses meilleures performances et il finira par s'user plus vite.

Dommage, n'est-ce pas ? Et ce sera encore pire si vous remplacez l'essence par du diesel… Dites-vous que votre corps est une voiture de luxe, très complexe, aux systèmes très élaborés, et qu'elle mérite l'essence la plus chère. Et dites-vous aussi que, si vous souffrez d'une pathologie particulière (diabète, cholestérol…), un carburant « non compatible » va immédiatement détériorer votre moteur.

TÉMOIGNAGE

Une de mes patientes a déménagé aux États-Unis. Lors d'un séjour en France, elle est venue me consulter et j'ai été consterné quand elle est entrée dans mon cabinet : son apparence avait indéniablement changé. Elle avait certes pris quelques kilos, mais n'était pas devenue obèse pour autant. Par contre, tout son organisme semblait fatigué. Sa peau et ses cheveux étaient moins lumineux et brillants, elle avait des boutons alors que je lui connaissais une très belle peau avant. Surtout, je ressentais sa grande fatigue : elle était comme « au ralenti ». Pourtant, elle avait le sourire. Elle venait simplement me voir parce qu'elle avait peur de prendre trop de poids. En creusant, elle a toutefois admis se sentir souvent mal portante, avoir des maux de ventre plus fréquents, parfois de la constipation, et être toujours fatiguée depuis qu'elle avait déménagé. Elle m'a aussi avoué que son alimentation avait changé malgré elle : elle avait perdu ses repères et, surtout, elle déjeunait très souvent dans des fast-foods, si nombreux aux États-Unis, alors qu'à Paris elle prenait une quiche avec une salade ou un sandwich avec des crudités. Le soir, elle cuisinait moins qu'avant et ils allaient souvent, elle et son mari, manger des tacos nappés de fromage fondu au « resto du coin », un tex mex. Il ne m'en a pas fallu plus pour comprendre ce qui lui arrivait. Son alimentation était beaucoup plus grasse qu'avant et son corps se fatiguait à traiter tout ce gras pour tenter de s'en débarrasser. Surtout, elle avait diminué de deux tiers environ sa consommation de légumes, se privant ainsi de leurs fibres et de leurs nutriments (calcium, magnésium, vitamines et minéraux). Oublié le poisson, sa consommation de viande avait triplé ! Plus de yaourt, mais beaucoup de glaces et de sodas. Sa voiture de course était soudain alimentée avec de l'huile de moteur... Je l'ai remise dans le « droit chemin » avec un suivi à distance. Cela a exigé des efforts pour elle, mais en adoptant quelques nouvelles habitudes pour ses courses, elle a retrouvé sa forme (et ses formes) sans trop se contraindre, en privilégiant les aliments riches en antioxydants et nutriments, pour régénérer son moteur.

Mais cela va plus loin : en plus de faire fonctionner le corps, notre alimentation le CONSTRUIT. Prenons une autre image : pour construire un immeuble, on peut opter pour des matériaux bas de gamme ou leur préférer au contraire des matériaux de qualité, choisi avec soin. Ils seront certes un peu plus chers, mais la stabilité et la durée de vie de l'ouvrage s'en ressentiront. Or, de même que des joints mal faits vont provoquer des fuites, de mauvaises peintures vite s'écailler, une alimentation pauvre en nutriments affaiblira les systèmes du corps (cardiaque, digestif…), voire l'endommagera : trop de graisses animales provoquent à terme du cholestérol, qui induit des problèmes cardiovasculaires ; une nourriture trop riche en calories conduit à l'obésité. Une alimentation bénéfique pour la santé, à visée aussi bien préventive que curative, jouera donc sur ces deux leviers : réduire ou éviter certaines catégories d'aliments, en privilégier d'autres.

Une question d'équilibre

N'attendez pas de moi que je vous dresse dans ces pages une liste d'aliments « interdits » ni que je vous conseille un programme alimentaire strict. L'essentiel, selon moi, est que vous appreniez à connaître les bienfaits et défauts des différentes catégories d'aliments pour vous permettre de faire vos choix en connaissance de cause. Tout étant une affaire d'équilibre.

Tout le monde s'accorde à dire que les légumes sont parmi les aliments les plus sains au monde. Ce qui est prouvé. Beaucoup de médecins seraient d'ailleurs bien inspirés de les recommander en priorité à leurs patients atteints de cholestérol, au lieu de prescrire d'emblée un traitement chimique.

Cependant, beaucoup de conseils en nutrition invitent aujourd'hui à se détourner des produits d'origine animale (viande, œufs, laitages), au profit d'une alimentation riche en végétaux et en aliments non raffinés. Si l'on ne peut que confirmer l'intérêt de limiter drastiquement sa consommation de produits industriels (trop gras, trop sucrés, trop transformés, pauvres en nutriments et riches en additifs, conservateurs, colorants et autres parfums de synthèse potentiellement toxiques pour l'organisme en plus de lui être inutiles), pourquoi faudrait-il éliminer totalement les protéines animales ? Elles sont très utiles et notre corps en a besoin, à condition de les consommer sans excès !

Quant aux céréales et aux légumineuses, la quête éperdue de la minceur dans notre monde moderne les a diabolisées, alors qu'elles fournissent la moitié de l'énergie nécessaire à notre corps. À condition de savoir les choisir !

Des aliments qui soignent

En tant que médecin, je suis toujours surpris de constater avec quelle facilité on prescrit des médicaments pour des pathologies provoquées par une alimentation déséquilibrée alors que quelques ajustements suffiraient à corriger le problème. Prenons l'exemple du cholestérol : trop de « mauvais » cholestérol dans le sang risque à terme de boucher les artères, donc de provoquer des problèmes cardiovasculaires. Or, il est possible de réduire ce mauvais cholestérol par le biais de l'alimentation : en limitant les apports en graisses saturées (voir page 94), en consommant plus d'aliments riches en fibres et en probiotiques, en buvant tous les jours un peu de café et de vin (un verre par jour), en ajoutant un peu de romarin dans ses préparations, etc. Et l'amélioration sera encore plus sensible avec un peu d'activité physique, par exemple en marchant 30 minutes tous les jours. Pourtant, beaucoup de médecins s'obstinent à prescrire des médicaments, qui atténuent certes les symptômes mais ne traitent absolument pas les causes et, dans la plupart des cas, ne font que retarder le problème, augmentant le risque d'exposition à une intervention chirurgicale souvent lourde. Alors même qu'il est possible de réduire le cholestérol en jouant sur l'alimentation.

Car le corps a la formidable capacité de s'auto-guérir et de s'adapter. En tenant à distance les aliments nocifs, on réduit le risque de maladie ; en donnant au corps les armes pour guérir, on lui permet de se réparer et on élimine le symptôme. Et dès lors qu'il peut reprendre un fonctionnement normal, le corps n'a plus aucune raison de tomber malade.

Nombreuses sont les pathologies que nos choix alimentaires peuvent « soigner ». Une étude américaine, la Harvard Nurses' Health Study, a ainsi démontré que les femmes ayant un apport élevé en vitamine E provenant d'une consommation importante de fruits oléagineux couraient deux fois moins de risque de souffrir d'asthme*. De même, alors que les produits laitiers ont aujourd'hui mauvais presse, une consommation régulière permettrait de diminuer de façon significative le risque de cancer du côlon chez la femme. On a pu aussi noter que les populations d'Asie

* Troisi R. J., Willett W. C., Weiss S. T., Trichopoulos D., Rosner B., Speizer F. E., « A prospective study of diet and adult-onset asthma », *American Journal of Respiratory and Critical Care Medicine*, 1995, vol. 151, n° 5, p. 1401-1408.

et d'Afrique qui ont conservé une alimentation riche en légumes verts, en herbes et en céréales ou légumineuses, sont beaucoup moins exposées aux problèmes cardiaques que les personnes vivant en Europe ou aux États-Unis.

De façon générale, privilégier des aliments naturels (c'est-à-dire non transformés) et riches en antioxydants permettrait d'éviter et même d'améliorer bien des problèmes de santé, qu'il s'agisse de dysfonctionnements touchant des organes précis (poumons, reins, foie ou cœur) ou des systèmes organiques entiers (respiratoire, cardiaque, immunitaire), ainsi que des pathologies chroniques telles

LES ALIMENTS ANTIOXYDANTS

Les antioxydants sont des molécules naturellement présentes dans de nombreux fruits et légumes, qui ont pour vertu de capter les oxydants, appelés radicaux libres, et responsables entre autres du vieillissement et de la détérioration des cellules. Si les radicaux libres sont naturellement formés par l'organisme, leur production peut être augmentée par des facteurs externes comme la pollution et les substances toxiques environnementales, le tabac, l'excès d'alcool ou une nourriture néfaste. Les antioxydants apportés par l'alimentation, comme les vitamines C et E, le bêtacarotène (un précurseur de la vitamine A) ou les polyphénols, permettent alors de lutter contre le phénomène d'oxydation, de protéger les cellules, et de nombreuses études ont prouvé qu'ils réduisaient le risque de cancer et de maladie cardiovasculaire.

que les reflux, le diabète ou le syndrome du côlon irritable, qui n'ont pourtant rien d'une fatalité et ne sont pas forcément irréversibles. Savoir qu'il est possible d'inverser la tendance en quelques mois seulement donne envie de faire davantage attention à ce que l'on mange, n'est-ce pas ?

Composer votre programme santé

Pour vous aider dans ce projet, je vous propose de passer en revue deux grandes catégories d'aliments :

• **les aliments à privilégier :** exclusivement d'origine végétale, ils sont riches en fibres, en antioxydants, en nutriments, vitamines et micro-nutriments ; certains constituent même des « super-aliments » grâce à leurs vertus exceptionnelles ;

• **les aliments que vous pouvez consommer en quantité raisonnable :** viande, produits laitiers, graisses, mais soja et ses dérivés pour les personnes qui font le choix d'une alimentation sans protéines animales.

Viendront ensuite des conseils concrets pour vous aider à **modifier progressivement vos choix alimentaires** pour améliorer votre santé et vivre mieux.

2 Vos alliés à privilégier

■ FIBRES

Ce groupe d'aliments devrait constituer la base de tous nos repas. Il apporte l'essentiel des **fibres** nécessaires à une bonne santé ainsi que des **vitamines** (dont beaucoup d'antioxydants) et **nutriments** en quantité importante.

Si l'Organisation mondiale de la santé ou l'ANSES (Agence nationale de sécurité sanitaire de l'alimentation, de l'environnement et du travail) préconisent d'absorber entre 25 et 30 g de fibres par jour, cette recommandation est très peu suivie en France où la consommation est de 11 g en moyenne. Pourtant, les fibres aident à réduire les maladies cardiovasculaires et intestinales et pourraient aussi, en modifiant la flore intestinale (aussi appelée microbiote), agir sur bien d'autres maladies. Les progrès de la recherche semblent ainsi associer une consommation insuffisante de fibres à certaines perturbations des fonctions cérébrales (maladie d'Alzheimer, par exemple) ou à des maladies auto-immunes comme la sclérose en plaques.

Que je vous incite à manger davantage de fruits et de légumes vous semble peut-être banal : cela fait tellement longtemps qu'on nous assène ce slogan assommant de « 5 fruits et légumes par jour ». Malheureusement, on n'a pas beaucoup expliqué pourquoi cela était important, lesquels pouvaient être les plus bénéfiques, comment les consommer de façon intelligente, voire comment leur substituer d'autres végétaux comme les céréales, également très riches en fibres. Assez curieusement, pendant la rédaction de cet ouvrage, l'ANSES a enfin décidé de s'intéresser aux végétaux riches en fibres, que j'avais déjà classés dans le groupe 1 des aliments qui nous veulent du bien. Je ne peux donc que m'en réjouir.

Une dernière précision : plus qu'une consommation de 5 fruits et légumes par jour, la quantité de 400 g est fondamentale. Rappelons en effet que la consommation des fruits et légumes frais a diminué de 2 % en 5 ans !

L'IMPORTANCE DES FIBRES ALIMENTAIRES

Les fibres sont l'ensemble des composants alimentaires non digestibles. Elles n'ont aucune vertu nutritionnelle, dans le sens où elles n'apportent aucun nutriment. Dans les pays industrialisés, la consommation accrue de produits raffinés a entraîné une réduction de l'ingestion des fibres et une modification qualitative : l'apport en fibres issues de céréales et de légumineuses a diminué tandis que celui des fibres issues de fruits et de féculents a augmenté.

La teneur en fibres alimentaires varie selon la famille botanique, mais également en fonction du degré de maturité du végétal, des conditions de culture et des traitements qu'il a pu subir (voir pages 44-47 pour la teneur en fibres des aliments les plus courants).

Selon leur structure, les fibres ne réagissent pas toutes de la même façon en présence d'eau. Certaines sont dissoutes dans l'eau (on parle alors de fibres solubles) tandis que d'autres restent entières (fibres insolubles). Les fibres solubles ont la propriété d'augmenter la viscosité du milieu où elles se trouvent en formant des solutions épaissies, voire des gels dans certains cas. Les fibres alimentaires ne sont pas digérées dans l'intestin grêle, mais sont partiellement ou totalement digérées dans le côlon par les bactéries de la flore. C'est ainsi que se formeront les fameux probiotiques (voir page 44).

On comprend mieux l'intérêt d'avoir à la fois des fibres insolubles et des fibres solubles. Les premières augmentent le transit intestinal et assurent le renouvellement de la surface de l'intestin, avec un effet protecteur contre certaines maladies. Les secondes forment, sous l'action de l'eau, une substance visqueuse qui facilite le glissement des résidus, donc le transit intestinal. Au niveau du tube digestif, elles ralentissent le passage, dans le sang, du sucre mais aussi des substances toxiques issues de notre environnement ainsi que du cholestérol. Cela explique leur effet sur les cancers digestifs, les maladies cardiovasculaires, le diabète, l'hypercholestérolémie et le surpoids. En limitant le cholestérol et le taux de sucre dans le sang, elles réduisent en effet l'obstruction des vaisseaux, y compris ceux du cerveau (ce qui pourrait expliquer le lien entre une consommation insuffisante de fibres et certaines perturbations des fonctions cognitives).

Les aliments transformés contiennent très peu de fibres, tandis que les protéines animales n'en comportent pas. C'est pourquoi il est important, dans le cadre d'un régime santé, de privilégier les aliments d'origine végétale non transformés et de veiller à consommer fibres solubles et insolubles. Les légumes cuits à l'eau contiennent davantage de fibres solubles, les légumes crus davantage de fibres insolubles.

Astuce

Les fibres insolubles peuvent être difficiles à digérer pour les intestins fragiles. Sauf à les consommer sous forme de velouté, qui contient une majorité de fibres solubles mais conserve suffisamment de fibres insolubles pour la bonne santé de l'intestin. Par ailleurs, ce mode de préparation augmente la quantité des fibres ingérées et en facilite l'assimilation. Voilà comment une recette extrêmement simple devient un outil de santé !

Faites cuire les légumes comme pour une soupe, dans un grand volume d'eau, puis retirer presque toute l'eau pour les réduire en une purée assez fluide. Les fibres sont ainsi plus faciles à digérer. On peut utiliser l'eau qui reste comme un diurétique riche en minéraux et en fibres solubles. Il suffit d'y ajouter des herbes, voire quelques graines pour un peu de croquant, et nous obtenons une recette hautement bénéfique.

FIBRES, PROBIOTIQUES ET PRÉBIOTIQUES

Les prébiotiques sont le produit des fibres végétales présentes surtout dans les végétaux, qui ont la particularité d'être à la source de la formation des « probiotiques », ces bactéries de la flore intestinale indispensables à la vie. Non dégradées lors de la digestion, elles arrivent intactes dans le côlon où elles stimulent la croissance des « bonnes bactéries », ou probiotiques, comme un engrais. Les fibres prébiotiques se trouvent principalement sous forme de fructanes (dans l'orge, l'asperge, les artichauts, par exemple) ou d'amidons résistants (dans la banane, les légumineuses, le riz ou les pommes de terre).

Les probiotiques sont principalement des ferments lactiques et des micro-organismes dont on compte plus de 1 000 espèces différentes dans notre flore intestinale, également appelée « microbiote ». Les plus connues sont les fameux *Lactobacillus*, *Bifidobacterium* et *Saccharomyces*. Naturellement présents dans les yaourts ou le lait fermenté, mais également dans la choucroute ou les olives par exemple, ils peuvent être ajoutés à d'autres aliments ou vendus sous forme de compléments alimentaires comme la levure de bière.

Le rôle des probiotiques

• Ils préviennent la porosité intestinale, qui laisserait passer des molécules néfastes ou toxiques pour des organes vitaux, et protègent contre les bactéries pathogènes parfois présentes dans l'intestin, grâce à la production d'anticorps.

• Ils activent le système immunitaire en entraînant les globules blancs immatures à exercer leur fonction au contact des bactéries de la flore endogène.

• Ils régulent la réponse immunitaire pour réduire les terrains allergiques : une bonne flore intestinale induit un très faible potentiel allergique tandis qu'une flore déséquilibrée rend l'organisme propice aux allergies.

• Ils absorbent les nutriments : c'est grâce au bon passage de la barrière intestinale que l'on peut disposer des nutriments contenus dans les aliments, sans quoi ils ne seraient pas assimilables, tout comme certaines vitamines importantes ne seraient pas synthétisées (la vitamine K, nécessaire à la coagulation du sang ; la vitamine B9 ou acide folique, et la vitamine B12, essentielle au fonctionnement du système nerveux central, en particulier à la protection de la gaine de myéline autour des fibres nerveuses, qui permet le passage de l'influx nerveux).

• Ils aident à évacuer les cellules intestinales des côlons une fois mortes, une action vitale, car celles-ci (colonocytes ou colocytes) ne vivent que 4 jours, et se renouvellent sans cesse.

Ces bons microbes, au nombre de 1 000 milliards, font de notre microbiote un véritable organe, tant les fonctions physiologiques du microbiote sont importantes pour la santé : 80 % de notre immunité a pour origine notre tube digestif, dont l'équilibre dépend directement de ce que nous mangeons. Une bonne raison de ne pas le détraquer : les espèces bactériennes qui le composent exercent des fonctions cruciales pour notre santé (meilleure absorption intestinale, élimination des substances étrangères à l'organisme...) et la présence ou l'absence de telle ou telle bactérie semble ainsi influencer la survenue ou non de certaines maladies ou nous en protéger. Des études montrent une action anticancéreuse sur des cellules malignes à la suite d'un régime riche en pré- et probiotiques. Ceux-ci jouant un rôle clé dans l'efficacité des défenses immunitaires, leur prise même sous forme de complément alimentaire réduit la fréquence des rhumes et des infections. D'autres études montrent qu'un déséquilibre de la flore intestinale peut participer à l'apparition de certaines maladies (cancer, Parkinson, diabète de type 2), voire jouer un rôle dans l'anorexie et l'obésité*. Enfin, une équipe française dirigée par la professeure Laurence Zitvogel, directrice de l'unité Inserm 1015 « Immunologie des tumeurs et immunothérapie », en collaboration étroite avec l'Institut Pasteur et des chercheurs de l'INRA, vient d'apporter la preuve que la flore intestinale stimule les réponses immunitaires d'un individu pour combattre un cancer lors d'une chimiothérapie.

L'idéal est de consommer des aliments qui contiennent naturellement des probiotiques ou qui sont favorables à leur développement, comme les fruits et légumes (vous trouverez pages 44-47 un tableau des meilleures sources), ou d'en faire après des épisodes qui peuvent affaiblir la flore intestinale, comme la prise d'antibiotiques, les diarrhées...

Les fruits

Les fruits sont une source de sucre (un mélange de glucose, fructose, saccharose et galactose) d'autant plus intéressante que leurs fibres en permettent une distribution progressive dans l'organisme, de loin préférable à celle des sucres rapides (dans les sodas, par exemple), qui provoquent des pics de glycémie. Sous forme liquide, on les absorbera de préférence en smoothies plutôt qu'en jus (dépourvus de

*. *Sciences et avenir*, n° 815, janvier 2015.

fibres), mais il vaut mieux encore les croquer, car la mastication augmente la sensation de satiété. Dernier point : on évitera les jus du commerce, car la pasteurisation détruit une grande partie des vitamines et ils peuvent comporter aussi des sucres ajoutés.

Pour profiter des vertus antioxydantes des fruits, il n'est pas nécessaire d'aller chercher des variétés rares ou exotiques. Il est par contre inutile de se limiter à quelques variétés sous prétexte qu'elles contiendraient une quantité importante de tel ou tel composant « bon pour la santé » : le plus souvent, il faudrait en consommer des quantités astronomiques pour en tirer profit. Ce qui compte, c'est d'en consommer tous les jours en les variant le plus possible (une exception : 1 pomme par jour reste un très bon réflexe santé). Voici deux astuces pour diversifier les plaisirs.

Astuce n° 1

Pensez « boissons » : en mixant plusieurs fruits afin de faire un smoothie, vous avez votre dose !

Astuce n° 2

Pensez « fruits secs » : faciles à transporter, ils font un excellent en-cas (dattes, abricots ou bananes séchées, mangues déshydratées, raisins, pruneaux...).

Par ailleurs, les fruits comportent généralement plus de pectines que les légumes. Or, la pectine, lors de son passage dans le tube digestif, a la capacité d'emprisonner les substances toxiques, en particulier les métaux lourds contenus dans certains aliments, pour les éliminer dans les selles. Elle semble aussi pouvoir limiter une irritation de l'intestin provoquée par certains toxiques absorbés avec l'alimentation, effet particulièrement intéressant dans le contexte actuel des maladies liées à l'environnement.

Selon des scientifiques biélorusses, elle pourrait également aider l'organisme à ne pas absorber certaines substances radioactives, voire à les éliminer en cas d'ingestion. Le professeur Vassili Nesterenko cite ainsi une expérience ayant porté sur 64 enfants contaminés par les retombées de Tchernobyl. Ces enfants ont passé 1 mois dans un sanatorium où ils n'ont consommé que des aliments non contaminés. Le groupe témoin s'est vu administrer de la pectine matin et soir ; l'autre, un placebo. Après 1 mois, le taux de césium 137 avait chuté de 62,6 % dans le groupe témoin, contre 13,9 % dans l'autre groupe.

Les légumes

Ils sont, comme les fruits, une excellente source d'antioxydants et de nutriments ! Pour varier les plaisirs, n'hésitez pas à jouer avec les modes de cuisson : crus en salade, cuits à la vapeur, à l'étouffée ou en gratin ! Ils contiennent beaucoup moins de sucre que les fruits, mais ils en contiennent quand même un peu. Eh oui ! En moyenne 2 à 4 g pour 100 g, contre 8 à 12 g, voire 18 g, pour les fruits (avis aux personnes qui seraient tentées de remplacer les légumes par des fruits !). Ils sont donc particulièrement adaptés pour les personnes qui cherchent à contrôler ou à réduire leur poids.

Astuce

Si vous n'avez pas l'habitude de consommer des légumes à tous les repas (ce qui est conseillé), commencez par en ajouter une petite quantité à vos préparations, par exemple quelques morceaux de courgettes vapeur ou de champignons frais dans une sauce tomate pour accompagner vos pâtes. Ni vu ni connu !

Tomate, courgette, aubergine, champignon, artichaut, avocat, courge, asperge, carotte, maïs, poivron, patate douce, les légumes composent un véritable arc-en-ciel. Misez sur cette grande variété pour faire le plein de nutriments, la couleur étant un bon indicateur. Ainsi, les légumes (et les fruits) aux couleurs les plus intenses sont plus riches en antioxydants…

Et la teneur en nutriments varie beaucoup d'une espèce à l'autre : la tomate contient par exemple du lycopène, l'aubergine de la nicotine (pas forcément inintéressant à dose faible), le poivron est très riche en vitamine C, la patate douce comporte beaucoup de fibres et de la vitamine A, l'avocat est une excellente source de vitamine E, les champignons contiennent des substances anticholestérol…

• Choux, légumes-feuilles et légumes-racines

Cette famille est beaucoup plus large qu'on ne l'imagine : brocoli, betterave, radis, chou rouge, chou blanc, chou kale, chou de Bruxelles, chou chinois, chou-fleur, radis noir, feuille d'épinard, navet, cresson… Et elle bat des records en matière de bénéfices santé.

Tous ces légumes sont bourrés d'antioxydants, comme l'ont montré pour chacun d'eux des dizaines d'études qui ont également mis en valeur leurs bienfaits !

Mais ce n'est pas tout. Dès 2000, une étude parue dans le *Journal of the National Cancer Institute* indiquait qu'une consommation hebdomadaire d'au moins 3 portions de crucifères (chou, chou-fleur, chou de Bruxelles ou brocoli) pouvait diminuer de presque 50 % le risque de cancer de la prostate[*]. Ces légumes contiennent en effet deux phytonutriments, l'indole-3-carbinol et le di-indolylméthane, qui semblent capables de modifier le métabolisme des œstrogènes et de réduire le risque de cancer. Depuis, on a découvert que ces susbtances ont une action probable sur tous les cancers hormono-dépendants, avec cependant une réserve pour le cancer du sein.

Sans aller jusqu'à croire qu'il suffirait d'en manger régulièrement pour éviter la maladie, pensez à les introduire dans vos menus.

* Cohen J.H., Kristal A.R., Stanford J.L., « Fruit and vegetable intakes and prostate cancer risk », *Journal of the National Cancer Institute*, 2000, vol. 92, n° 1, p. 61-68.

Astuce n° 1

Ces légumes font d'excellentes entrées. Si vous êtes, comme beaucoup de Français, adepte du plat unique, efforcez-vous de réhabiliter l'entrée avec une petite salade. Une manière toute simple d'introduire plus de verdure dans votre portion journalière. Ces légumes peuvent aussi se consommer crus à l'apéritif, en trempant par exemple des fleurettes de chou-fleur dans une sauce à base de fromage blanc.

Astuce n° 2

Pas glamour, le brocoli ? Transformez-le en purée ou en soupe, à agrémenter d'aliments que vous aimez, comme du fromage râpé, un peu de crème ou encore de l'huile de sésame ou de noisette.

Les céréales complètes

Si elles sont parfois concassées (c'est le cas du boulgour, par exemple), les céréales complètes n'ont pas subi les transformations qui appauvrissent leurs cousines dites « raffinées » en leur faisant perdre germe et enveloppe naturelle, lesquels abritent pourtant l'essentiel des nutriments du grain : des vitamines, des minéraux et encore des fibres !

On trouve depuis quelques années des céréales complètes en grande surface, mais le choix reste plus étendu dans les magasins bio. Leur consommation abaisse l'indice glycémique des aliments, ce qui permet de ralentir le passage du sucre dans le sang et aide à se sentir plus longtemps rassasié, tout en maintenant un niveau énergétique utile au fonctionnement de l'organisme.

Pour cette catégorie d'aliments, le choix du bio s'avère particulièrement intéressant, car l'enveloppe des céréales traitées peut contenir des substances phytosanitaires. Celles d'origine bio ne présentent pas cet inconvénient (voir aussi page 134).

Astuce n° 1

Associées à des légumes et des épices ou condiments, les céréales complètes comme le quinoa, le riz brun ou sauvage ou encore le millet peuvent constituer des plats à part entière. N'hésitez pas à les utiliser pour remplacer pâtes blanches et pommes de terre. Outre leur intérêt pour la santé, vous ferez une agréable découverte gastronomique. Des préparations en sachet prêtes à l'emploi sont désormais disponibles aux rayons bio des grandes surfaces.

Astuce n° 2

Pour consommer des céréales complètes, pensez aussi aux pâtes ou aux aliments à base de farine. Seigle, sarrasin, quinoa, maïs, etc., le choix est très étendu pour changer du blé. Un pain à la farine d'épeautre ou des pâtes à la farine de sarrasin constitueront une bonne alternative gustative, et nettement plus intéressante pour votre santé que vos classiques pâtes « raffinées ».

Les légumineuses

Elles méritent la première place sur le podium pour leur intérêt nutritionnel. Les légumineuses renferment en effet une quantité impressionnante de nutriments essentiels : vitamines, oligoéléments, minéraux. Dans cette famille, les lentilles sont même de vraies championnes, ce qui leur vaut d'occuper une place de choix dans la catégorie des super-aliments (voir pages 64-73).

Mais leur intérêt ne s'arrête pas là : alors que tout le monde s'accorde sur la nécessité de réduire la part des protéines animales dans l'alimentation, les légumineuses sont une solution intéressante pour garantir un apport important en protéines végétales (ce sont les aliments qui en contiennent le plus). C'est d'ailleurs un de leurs principaux intérêts, puisque les antioxydants qu'elles contiennent peuvent nous être apportés par d'autres aliments.

Elles sont également très riches en fer, indispensable à la production de l'hémoglobine qui apporte de l'oxygène au corps. Il est d'ailleurs préférable de consommer les légumineuses avec des légumes, car la vitamine C contenue dans ces derniers potentialise l'absorption du fer.

Enfin, la consommation de légumineuses aide à contrôler la glycémie (donc à éviter le diabète de type 2), mais aussi le taux de cholestérol dans le sang. Par ailleurs, il a été démontré que certaines légumineuses contiennent des protéines qui ont un effet antihypertenseur : c'est le cas en particulier des lupins, des pois, des lentilles et du soja. Un argument qui plaira sans doute aux végétariens.

Plus encore, grâce à leur apport en protéines, les légumineuses peuvent aider à lutter contre la fonte musculaire, en particulier en prenant de l'âge. On pense même qu'un de leurs acides aminés, la leucine, pourrait ralentir la perte osseuse. De surcroît, ces aliments sont pauvres en lipides, un atout non négligeable pour la santé.

Astuce n° 1

Les légumineuses remplacent très bien les féculents et sont donc faciles à intégrer à un régime alimentaire basique. Très riches en protéines végétales, elles sont l'allié idéal de vos repas sans viande et offrent dans une assiette avec des légumes un équilibre parfait en termes d'apport : elles ne vous laisseront pas sur votre faim.

Astuce n° 2

Elles se consomment très bien sous forme de soupe ou de « crème », comme le houmous pour les pois chiches ou la soupe de petits pois ou de pois cassés, et on peut même introduire les haricots dans un plat chaud ou une salade sans pour autant en changer le goût…

Le best of des aliments riches en fibres

Sarrasin, grenade, champignons, patate douce, brocoli, betterave, lentilles, chou rouge, pois chiches, avocat.

Légumes et fruits les plus riches en prébiotiques

INULINE
artichaut, topinambour
ail, oignon
asperge, poireau
banane
chicorée (racine)
PECTINES
pomme
groseille, mûre, myrtille
raisin
coing
carotte
CELLULOSE
salade
endives
aubergines
asperges
LIGNINE
Essentiellement dans les parties dures des légumes et les céréales

Teneur en fibres des aliments (g/100 g)

Son de blé	47,5
Cannelle	43,5
Graines de coriandre	41,9
Graines de lin	29,7
Thym	27,8

Céréales pour petit déjeuner au son de blé	27
Tartines craquantes aux fibres (type Wasa®)	24
Graines de chia	22,1
Son d'avoine	15
Noix de coco sèche, gingembre	14,3
Germe de blé	14
Levure alimentaire	13,4
Pain energus 10	13,3
Graine de soja entière	13
Farine de châtaigne, amande	12,6
Farine de soja	12,4
Figue séchée	11,4
Farine de blé complète T150	11
Pop-corn, chocolat noir	11
Farine de pois chiches	10,8
Pistache grillée et salée, pois cassé cuit	10,6
Fruit de la passion	10,4
Pignon de pin	10
Noix de pécan	9,52
Biscotte complète	9,2
Noix de macadamia	8,6
Muesli aux fruits sans sucre ajouté	8,35
Noisette, noix du Brésil	8,2
Banane séchée, datte séchée	8
Graines de sésame	7,9
Cassis, baies de goji	7,8
Pain grillé suédois au blé complet	7,5
Biscotte multi-céréales	7,48
Groseille	7,4
Pain de mie complet	7,23
Flageolets, haricots rouges	7,2
Framboise, mûre sauvage	6,7
Graines de tournesol, graines de courge	6,4

Haricots blancs cuits	6,3
Petits pois cuits	6
Pruneau, abricot sec	5,8
Noix	5,7
Artichaut, pois chiches	5,4
Avocat	5,1
Ail	4,7
Fèves	4,4
Persil, figue de Barbarie	4,3
Lentilles cuites	4,2
Marron/châtaigne	4
Kaki	4
Groseille à maquereau	3,9
Maïs en épis	3,56
Épinard cru	3,55
Basilic	3,4
Coing	3,23
Poireaux, céleri-rave, chou de Bruxelles cuit	3,2
Banane	3,1
Épinard cuit, haricots verts	3
Poire	3
Patate douce cuite, oseille crue	2,9
Pêche avec la peau	2,89
Topinambour	2,85
Quinoa cuit	2,8
Citron vert, carambole	2,8
Aubergine cuite	2,5
Myrtilles	2,47
Chou vert cuit	2,4
Kiwi	2,4
Prune, mirabelle, figue	2,3
Céleri branche cru	2,28

Grenade	2,27
Brocoli cuit	2,23
Navet cuit	2,2
Carotte crue, mâche, blettes, salsifis cuits	2,1
Nectarine	2,1
Pommes de terre à l'eau	2
Papaye	2
Pomme	1,95
Radis noir cru, fenouil, poivron cru	1,9
Pulpe, purée de tomate en conserve	1,9
Fraise	1,87
Laitue	1,83
Orange	1,82
Échalote	1,8
Mangue	1,76
Champignon	1,75
Abricot, clémentine, mandarine	1,7
Chou blanc cru, asperge	1,7
Cerise	1,6
Potiron cuit	1,6
Ananas	1,52
Tomate	1,4
Courgette cuite	1,35
Litchi, pomelo	1,3
Pousses de haricots mungo	1,2
Raisin	1,2
Radis roses	1,1
Endive	1
Melon	0,85
Concombre	0,7
Laitue	0,5
Pastèque	0,4

■ MICRO-NUTRIMENTS

Ces différents aliments sont à privilégier pour leurs apports en **micro-nutriments**. Très riches en antioyxydants, certains sont même élevés au rang de super-aliments pour leurs multiples bienfaits.

Épices et aromates

Cannelle, piment, girofle, cumin, gingembre, curcuma, ail, oignon, safran, citronnelle, moutarde, sauge, on les apprécie pour leurs arômes mais aussi pour leurs vertus santé. Faciles à ajouter dans un plat, les épices enrichissent tous les aliments de leurs saveurs variées.

Astuce

Pour les absorber sans forcément les inclure dans un plat cuisiné, pensez à les mixer (par exemple, du gingembre frais dans un jus), ou à les consommer crus en salade ou sauce froide.

• L'ail

Il figure dans la liste des aliments présentant un effet cardioprotecteur établie par l'American Heart Association (AHA) : il s'inscrirait dans la prévention contre les cancers de l'estomac et de l'intestin grâce à ses composés sulfurés, dont l'allicine, qui pourraient empêcher la multiplication de certaines cellules cancéreuses. L'ail renferme

7 à 20 µg pour 100 g de sélénium*, aux propriétés antioxydantes bénéfiques contre le vieillissement cellulaire, et un rapport potassium/sodium assez élevé, qui lui confère de fortes propriétés diurétiques. Il possède aussi un effet bénéfique sur le taux de cholestérol, aide à fluidifier le sang et contient une substance hypotensive : ces trois facteurs en font un aliment intéressant pour la bonne santé cardiovasculaire. Enfin, ses propriétés antimicrobiennes en font un allié de choix dans le traitement de certaines infections comme le rhume.

• L'oignon

Riche en manganèse et en iode, l'oignon est aussi une très bonne source de sélénium. Il contient aussi beaucoup de vitamine B6 et de vitamine C (25 mg pour 100 g dans les petits oignons blancs, à consommer crus). L'oignon, le rouge en particulier, apporte de la quercétine, un antioxydant puissant. Il aurait également une action bénéfique pour le système cardiovasculaire en diminuant l'agrégation plaquettaire et en prévenant l'obstruction des vaisseaux. Il pourrait inhiber les processus de mutation cellulaire et diminuer la prolifération des cellules cancéreuses. Une consommation régulière en quantité importante diminuerait les risques de cancer du côlon, du larynx et des ovaires, du cerveau, de l'estomac, de l'œsophage et de la prostate.

* Le sélénium pourrait jouer un rôle important dans la prévention des cancers du côlon et de la prostate et soutiendrait les fonctions immunitaires. Attention toutefois à ne pas en consommer trop, surtout sous forme de compléments alimentaires, car il peut devenir toxique à trop forte dose.

• Le curcuma

L'ingrédient actif de cette racine, la curcumine, possède d'excellentes propriétés antioxydantes et anti-inflammatoires. Surtout, la curcumine pourrait prévenir la prolifération des cellules cancéreuses en empêchant la mutation de leur ADN et en relançant leur processus d'autodestruction, tout en améliorant la réponse immunitaire de l'organisme. Le curcuma apporte aussi une bonne quantité de sels minéraux, notamment de potassium (2 525 mg/100 g), de magnésium (193 mg/100 g), de fer (41 mg/100 g), de zinc (4 mg/100 g) et de cuivre (0,6 mg/100 g). Consommé seul, le curcuma ne passe pas la barrière intestinale. Il est donc conseillé de le solubiliser dans une bonne huile végétale et de l'associer au poivre pour faciliter son absorption.

• Le safran

Cette épice (la plus chère au monde) provient de la partie jaune et plumeuse du *Crocus sativus*. Ses propriétés médicinales sont connues depuis des millénaires : anti-inflammatoire, hémostatique et antiallergique, elle stimule en outre le système immunitaire. Les chercheurs se penchent aujourd'hui sur ses effets potentiels pour prévenir la maladie d'Alzheimer, la dépression et le stress.

• Le gingembre

Cette racine d'origine exotique possède des propriétés anti-inflammatoires et antioxydantes notables. Elle est aussi un anti-vomitif très efficace et booste la digestion, mais elle est aussi réputée comme stimulant mental et physique.

Le gingembre est riche en minéraux, avec des teneurs intéressantes en potassium (1 343 mg/100 g de gingembre en poudre), fer (14 mg/100 g), calcium (50 mg/100 g) et sélénium (38,5 µg/100 g). Il est aussi réputé pour ses vertus aphrodisiaques.

Les graines

Courge, tournesol, sésame, chia, lin, anis, nigelle, pavot, chanvre, moutarde, etc., elles regorgent d'actifs bénéfiques sur le cœur, sont riches en nutriments et se consomment plus facilement qu'il n'y paraît. Elles sont des concentrés de bonnes choses et ont des bénéfices santé probants.

Astuce

En magasin bio, on les trouve facilement et sous forme de poudre prête à consommer, qu'il suffit de saupoudrer sur un plat de pâtes ou de céréales, une viande, une salade ou encore des fruits ou un yaourt.

• Les graines de lin

Riches en acides gras polyinsaturés (oméga 3 et 6) et contenant plus de 40 % de lipides, 20 % de protéines et 28 % de glucides, les graines de lin participent à la conservation de la membrane cellulaire, au bon fonctionnement du système cardiovasculaire, cérébral, inflammatoire et hormonal. Elles semblent aussi avoir un effet inhibiteur sur le métabolisme des œstrogènes, permettant de réguler les symptômes hormonaux (type ménopause) et de jouer un rôle dans la prévention du cancer du sein. Par leur teneur élevée en fibres solubles, ces graines représentent aussi un atout de poids pour le transit. D'une forte densité nutritionnelle, elles aident à couvrir les besoins de l'organisme en vitamines du groupe B (B1, B3, B6 et B9) et offrent près de 86 % des apports nutritionnels conseillés en phosphore, 48 % en calcium, 81 % en magnésium, 45 % en fer. Enfin, elles sont très riches en zinc, cuivre, manganèse et sélénium. Prenez soin de les consommer moulues ou en poudre pour éviter que les grains ne soient rejetés entiers dans les selles.

• Les graines de chia

Très en vogue, ces graines riches en fibres et en oméga 3 protègent le système cardiovasculaire en diminuant les triglycérides. Elles réduisent aussi le mauvais cholestérol et améliorent le diabète en aidant à stabiliser la glycémie, favorisent le transit tout en empêchant l'irritation de la muqueuse intestinale. Surtout, elles offrent un cocktail nutritif très complet avec de grandes quantités de fer, de folate, de magnésium et de calcium, qui en font un allié de la santé osseuse. Enfin, elles sont riches en tryptophane, un acide aminé qui augmente les niveaux de mélatonine et de sérotonine, deux hormones contribuant à un sommeil réparateur. Avec environ 23 % de protéines, beaucoup de vitamine B9, de calcium et d'antioxydants, ces petites graines sont à adopter d'urgence !

• Les graines de sésame

Ces graines sont riches en acides gras essentiels (ceux que le corps ne sait pas fabriquer et qui servent à la production d'hormones en particulier), en fer, en protéines, en magnésium, cuivre, manganèse, calcium biodisponible (donc le plus utile) et phosphore, mais aussi en vitamine E, aux vertus antioxydantes. Elles contiennent aussi une quantité importante d'acide linoléique, un précurseur de la famille des oméga 6. Cet acide protège les membranes cellulaires, qui jouent un rôle important dans la régulation de l'absorption des nutriments. Leur teneur élevée en phytostérols (près de 400 mg pour 100 g) limite l'absorption du cholestérol dans le tube digestif. Elles sont également riches en tocophérols (381 µg/g) et en lignanes, entre autres en sésamine, aux propriétés antioxydantes. Certaines études évoquent la possibilité d'une action sur le cancer du sein, mais cette hypothèse n'est pas encore démontrée scientifiquement. Mais leur richesse en micronutriments leur permet de faciliter plusieurs processus métaboliques, notamment les échanges entre les cellules, et de protéger le système cardiovasculaire. Très riches en fibres, elles agissent aussi sur le transit intestinal.

• Les graines de courge

Diurétiques, ce sont les graines du confort urinaire : des préparations à base de graines de citrouille sont employées pour traiter les troubles du système urinaire, l'irritation de la vessie et les infections urinaires. Elles constituent donc un véritable atout pour les femmes touchées par le problème. Riches en fer, elles aident à lutter contre l'anémie et la fatigue, tout en renforçant le système immunitaire. Grâce à son bon goût, proche de la noisette, on peut la grignoter pour une petite collation ou en parsemer salades ou tartes salées. Grillées, elles remplacent avantageusement les produits apéritifs achetés en supermarché.

Les herbes

On y pense plus pour leurs arômes que pour leurs atouts santé. Pourtant, elles peuvent aider à traiter de très nombreuses pathologies. Leur goût étant souvent très prononcé, on les utilise plutôt en petites touches. C'est donc leur emploi régulier qui permet de bénéficier au mieux de leur richesse.

Elles offrent un concentré d'oligoéléments, dont certains peuvent faire défaut dans une alimentation classique : iode, fer, cuivre, zinc, sélénium, chrome (une insuffisance peut entraîner un trouble du fonctionnement de l'insuline), molybdène (dont la carence pourrait entraîner des troubles neurologiques), bore (anti-ostéoporotique, anti-inflammatoire, hypolipémiant, anticoagulant et antinéoplasique).

Astuce

Ajoutez des herbes dans vos plats, salades, fromages et même sandwichs pour relever leur saveur tout en faisant du bien à votre corps. Vous pouvez aussi les laisser infuser dans de l'eau pour en faire une boisson bienfaisante.

• Le laurier

Ses feuilles ont de grandes vertus digestives : elles stimulent les estomacs paresseux et réduisent l'aérophagie. Antiseptique, antifongique et antibactérien, le laurier est également conseillé pour lutter contre les infections urinaires et les problèmes dentaires. En cas de grippe ou de rhume, il est utile pour ses propriétés expectorantes et antivirales et soulage les affections respiratoires (bronchite ou sinusite). Il lutte aussi efficacement contre les signes de fatigue, comme l'herpès ou les aphtes.

• Le romarin

Grâce à sa choline, il favorise la digestion, régule les lipides dans le foie et améliore la circulation. Réputé diurétique, il facilite l'activité rénale et participe à la prévention des rhumatismes. Ses propriétés antioxydantes en font un bon antifatigue qui améliore la mémoire, aide à prévenir les insomnies et à lutter contre le surmenage intellectuel.

• La coriandre

Extrêmement riche en antioxydants et en vitamine K, importante pour la fabrication des protéines permettant la coagulation du sang, la coriandre facilite la digestion et aurait aussi une action anticancéreuse en protégeant la dégradation de l'ADN des cellules. Ses feuilles fraîches contiennent des caroténoïdes, dont le bêtacarotène aux effets antioxydants. Cette herbe semble aussi diminuer la glycémie après une prise alimentaire, avoir un rôle positif sur la maladie d'Alzheimer et aider à la diminution du cholestérol. Sa richesse en potassium, associée à son faible apport en sodium, lui confère un effet diurétique.

• Le thym

Particulièrement efficace pour lutter contre la bronchite, il s'est parfois montré plus intéressant que les médicaments pour fluidifier les sécrétions bronchiques…, avec moins d'effets secondaires. À retenir en hiver !

• La ciboulette

La ciboulette contient des vitamines C, B2 et K, du calcium, du sodium, du phosphore et du fer. Bénéfique pour la circulation du sang, elle favorise l'élasticité des vaisseaux et les préserve d'un vieillissement prématuré.

• L'aneth

Riche en potassium, en sodium et en soufre, l'aneth est diurétique et excellent pour la digestion. Il participe activement à couvrir nos besoins en vitamine B9 ou folates (150 µg/100 g), mais aussi en vitamine E (1,7 mg/100 g) et en vitamine C (85 mg/100 g). La vitamine C étant détruite à la cuisson, il est préférable d'ajouter l'aneth frais sur vos plats juste avant de servir. Enfin, ses propriétés chimiques stimulent la sécrétion biliaire et en font un remarquable antispasmodique.

• Le persil

Très riche en vitamine C (entre 150 et 200 mg pour 100 g, il en contient donc plus que les oranges à poids égal, mais il vaut mieux le consommer cru car cette vitamine ne résiste pas à la cuisson), il a aussi des teneurs intéressantes en bêtacarotène (provitamine A) et en vitamines du groupe B (B2, B3 et B9) ; enfin, c'est le végétal qui affiche la plus haute teneur en vitamine E. Également riche en potassium, en calcium et en fer, il contient aussi beaucoup de flavonoïdes qui lui confèrent un effet diurétique et une action protectrice sur le système cardiovasculaire.

Les oléagineux

Bonne nouvelle : toutes les noix classées dans la catégorie des oléagineux* sont bonnes pour la santé... à condition de les manger non salées, non sucrées et non grillées. Pourtant, c'est souvent ainsi accommodées qu'on les consomme à l'apéritif ! Elles comptent parmi les meilleurs aliments santé pour leur bon gras et possèdent de grandes et nombreuses propriétés santé. Donc, oublions-les en version apéritif et choisissons-les nature pour les incorporer à notre alimentation : en les ajoutant à une salade ou en les grignotant telles quelles (pour un en-cas rassasiant). Toutefois, malgré toutes leurs merveilleuses propriétés, il vaut mieux en limiter la consommation car elles sont très caloriques.

* Noisettes, noix, amandes, noix de macadamia, du Brésil, de cajou, de pécan, de coco, pistaches, sans oublier les arachides ou cacahuètes, qui sont des oléagineux mais qui ne font pas partie de la famille des noix, car elles poussent sous terre, comme les pommes de terre, attachées à la racine d'une plante. Ce sont donc des tubercules. Et sur le plan végétal, elles appartiennent à la famille des haricots et des pois chiches ! Mais nous en parlerons un peu plus loin.

Astuce :

En magasin bio, on trouve des pâtes à base de noix broyées, sans sucre ajouté, qu'il suffit d'étaler sur une tartine ou un biscuit ou d'incorporer à un yaourt !

• Les amandes

Elles sont riches en protéines (20 %), en glucides (17 %) et en fibres (15 %), et leur contenu élevé en phytostérols, en acides gras mono-insaturés, en protéines végétales, en fibres solubles, en vitamines et en minéraux en fait des mets de choix pour leurs bénéfices santé. Grâce à leur teneur élevée en vitamines E et B8, antioxydantes, les amandes contribuent à protéger nos cellules contre les radicaux libres qui provoquent un vieillissement prématuré, et leur richesse en acides gras mono-insaturés aurait des effets protecteurs contre les maladies cardiovasculaires, mais aussi contre le diabète, l'hypertension et le déclin cognitif. Très riches en fibres, elles aident à réguler le transit intestinal. Elles ont d'autre part des teneurs intéressantes en calcium, potassium, magnésium et phosphore.

• Les noix de cajou

Riches en fibres qui facilitent le transit intestinal, les noix de cajou sont également de bonnes sources de minéraux et d'oligoéléments, en particulier de potassium, magnésium, phosphore, fer et manganèse, qui agissent sur l'humeur et réduisent la fatigue. Elles fournissent aussi des vitamines

COUP DE GUEULE : LES AMANDES

Régulièrement, nous voyons apparaître des informations alimentaires sous forme de révélations qui deviennent le must du moment. Tel est le cas des amandes. Le nutritionniste les considère comme un produit riche en oméga 6, mais aussi et surtout très riche en calories. Pourtant, on les a tellement vantées que l'on assiste parfois à une sur-consommation par des femmes « au régime », qui peuvent en manger des quantités sans culpabilité, mais vont se ruer sur un yaourt à 0 % de matière grasse pour « économiser » 20 calories... soit l'équivalent d'une 1/2 amande ! Alors légende ou effet marketing ? Selon moi, un peu des deux. Attention, je ne dis pas que les amandes ne sont pas intéressantes ! Car elles ont un grand pouvoir antioxydant, sont une bonne source de protéines (20 %) et de fibres (15 %), restent modérément sucrées avec 17 % de glucides et bénéficient d'un index glycémique bas.

Je souhaite les remettre à leur juste place, car elles ne bénéficient pas de plus de vertus que les noix de cajou ou les noisettes... Leurs bienfaits sont donc à relativiser en tenant compte de leur apport calorique élevé : 1 dizaine d'amandes (20 g environ) apportent 127 kcal, soit l'équivalent de 1 cuillerée à soupe d'huile.

Pas de surconsommation donc, mais on peut remplacer le beurre par 1 cuillerée de purée d'amandes, leurs graisses étant d'une meilleure qualité que celles du beurre. On veille également à choisir des amandes non salées, caramélisées ou chocolatées.

des groupes B, E et K. Enfin, leur teneur en protéines végétales et leurs glucides à index glycémique bas en font une collation rassasiante parfaite, sans pic de glycémie.

• Les noisettes

Leurs acides gras mono-insaturés – constituées presque exclusivement d'acide oléique, les noisettes contiennent peu d'acides gras polyinsaturés et saturés – leur confèrent une action sur la diminution du cholestérol total et du mauvais cholestérol, sans réduction du bon cholestérol. Leurs antioxydants, qui se trouvent dans le fruit mais aussi dans la mince pellicule brune qui l'entoure, sont très variés : tanins, acides phénoliques, flavonoïdes ou encore vitamine E. Ses phytostérols en font un aliment intéressant pour la santé cardiovasculaire. Excellente source de cuivre, de magnésium, de fer, de phosphore et de manganèse, sa consommation régulière agit sur de nombreux processus métaboliques : développement osseux, construction des protéines, santé dentaire, système immunitaire, fabrication de nouvelles cellules, transmission de l'influx nerveux… Enfin, c'est une bonne source de vitamine B5, qui nous permet d'utiliser au mieux l'énergie des aliments, et de folate (vitamine B9), qui participe à la fabrication des cellules, dont les globules rouges, et joue un rôle essentiel dans la production de nouvelles cellules.

• Les noix

Des chercheurs de la Harvard School of Public Health ont montré que le risque de diabète de type 2 avait diminué

LES VERTUS DU BEURRE DE CACAHUÈTES

Je suis surpris qu'on ne vante pas, en France, les mérites du beurre de cacahuètes. Je ne parle pas de gastronomie, mais je note que si le beurre laitier apporte une majorité d'acides gras saturés, donc de moins bonne qualité que les autres, le beurre de cacahuètes présente pour sa part l'avantage de contenir beaucoup d'acides gras polyinsaturés. Je reconnais toutefois que le goût n'est pas du tout le même ! Cependant, les Américains nous offrent pour une fois, avec ce beurre végétal, un aliment très intéressant sur le plan nutritionnel.

de 30 % chez des femmes ayant consommé au moins 5 fois par semaine 30 g de fruits à coque, par rapport à celles qui n'en consommaient jamais*. Riches en arginine, les noix sont une alliée de notre circulation sanguine. Par ailleurs, leur teneur élevée en acides gras polyinsaturés (oméga 3), en antioxydants et en phytostérols en font un aliment intéressant pour réduire les risques de cancer du sein, mais elle contribue aussi à baisser le cholestérol et à préserver l'élasticité des vaisseaux sanguins.

• Les noix du Brésil

Véritable super-aliment, elles font l'objet d'une rubrique spéciale page 69.

*. Nurses' Health Study, étude menée auprès de 200 000 infirmières.

Les baies

Açaï, cassis, myrtilles, cranberries, mûres, goji, raisins, acérola, argousier, sureau, etc., leur richesse en antioxydants et nutriments santé en a fait depuis peu les stars de notre assiette et elles se trouvent donc plus facilement qu'avant. L'été, on en abuse en dessert et dans les salades de fruits.

Astuce

Vendues séchées dans les magasins bio, elles sont très faciles à incorporer à un plat, un yaourt ou un dessert. On peut aussi les grignoter en collation, comme les noix, ou les ajouter à son bol de muesli le matin.

• Les baies de goji

Originaires de Chine et du Tibet, ces petites baies, réputées être les fruits les plus riches en antioxydants, vitamines et minéraux, sont consommées depuis des millénaires en Asie pour leurs vertus médicinales. Elles contiennent du bêtacarotène, des vitamines C et E, des phytostérols anticholestérol, une très large palette d'oligoéléments (zinc, cuivre, sélénium, phosphore...), du calcium, du fer, du magnésium, des acides aminés et du bêta-sitostérol, aux propriétés anti-inflammatoires. Une consommation régulière protégerait les cellules, mais aurait également une action bénéfique sur le foie, les reins et les yeux, un effet antifatigue et antivieillissement, et stimulerait le système immunitaire.

• Les myrtilles

Réputée pour ses bienfaits sur la vision, la fatigue oculaire et les affections dégénératives de l'œil grâce à sa richesse en vitamine A, la myrtille est aussi une source naturelle de vitamine P, un flavonoïde neuroprotecteur contribuant à la prévention de maladies dégénératives liées à l'âge. Ses antioxydants préservent les petits vaisseaux sanguins et favorisent la fluidité du sang. Ses tanins agissent aussi sur les douleurs et spasmes liés aux colites et en font un bon antibactérien intestinal. Enfin, grâce à sa teneur en vitamine C, la myrtille une bonne source d'énergie tout en étant peu calorique. Sa richesse en fibres (3 à 5 %) a une action stimulante sur le transit.

• Les canneberges

Aussi appelée cranberry ou airelle d'Amérique, cette petite baie abrite plusieurs types de flavonoïdes antioxydants ; une consommation régulière protège nos cellules des radicaux libres, permettant de ralentir le vieillissement cellulaire et de prévenir certaines pathologies (problèmes cardiovasculaires, rhumatismes et même certains cancers). Les flavonoïdes ont la particularité de protéger les muqueuses en empêchant l'adhésion des bactéries pathogènes. Par exemple, en limitant la formation de la plaque dentaire, elle réduit les risques de parodontose. Par ailleurs, elle renforce aussi la muqueuse gastrique et assainit notablement le système urinaire (par le dépôt d'un film protecteur sur les parois de ses organes), prévenant ainsi les cystites, même celles qui résistent aux antibiotiques. Elle agirait aussi comme un désinfectant des voies urinaires. Selon des chercheurs finlandais, boire 2 verres de jus de cranberry chaque jour réduit de 50 % les risques de récidive de cystite chez la femme*. L'ANSES recommande aussi sa consommation pour prévenir les infections urinaires.

Le best of des micro-nutriments

Ail, oignon, curcuma, safran, gingembre, graines de lin, de sésame, de chia, de courge, laurier, coriandre, romarin, amandes, noix, noix de cajou, noisettes, baies de goji, myrtilles, cranberries.

SUPER-ALIMENTS

Vous trouverez dans cette section des aliments inattendus, rarement présents dans nos assiettes et que parfois seuls les initiés à la « nourriture santé » connaissent, ainsi que des aliments qui auraient pu se trouver dans les deux précédents groupes mais qui méritent une place spéciale.

• Le lait fermenté

Cette boisson (en Bretagne, on l'appelle « lait ribot ») n'est rien d'autre que du lait additionné de ferments lactiques, qui

* Kontiokari T., Sundqvist K., Nuutinen M., et *al.*, « Randomised trial of cranberry-lingonberry juice and Lactobacillus GG drink for the prevention of urinary tract infections in women », *British Medical Journal*, 2001, vol. 322, n° 7302, p. 1571.

permettent de le conserver plus longtemps et lui donnent ses vertus médicinales sous la forme de probiotiques. Ces micro-organismes vivants améliorent l'équilibre du système digestif en combattant les mauvaises bactéries présentes dans les intestins au profit de la multiplication des « bonnes bactéries ». Les intestins laissent ainsi mieux passer les nutriments. Par ailleurs, sous l'effet des ferments, le lactose du lait, source de troubles intestinaux, notamment les ballonnements, gaz intestinaux et diarrhées, est transformé en acide lactique, plus facile à digérer. Ce qui fait du lait fermenté une excellente source de calcium pour les personnes qui ne digèrent pas le lait classique, tout en renforçant l'immunité.

• Les graines germées

Ces graines ont une caractéristique unique : elles sont vivantes. Des concentrés de vie pourvus des vitamines et minéraux naturels impliqués dans la formation de la plante. Elles se mangent entières, racines comprises. Les quantités de micro-nutriments contenus dans les graines augmentent de manière exponentielle (jusqu'à 600 %) durant la germination afin d'assurer la croissance très rapide du germe. Leurs substances biologiques actives sont parfaitement assimilables par l'organisme, ce qui en fait un excellent choix pour lutter contre les carences alimentaires. Riches en fibres qui favorisent la digestion, en antioxydants qui ralentissent le vieillissement prématuré des tissus et en chlorophylle aux vertus purifiantes, elles ont tout bon. Vous en trouverez en grande surface ou dans les boutiques bio, mais le processus de germination est très facile à obtenir par soi-même et vous pouvez vous y essayer pour varier les sources : soja vert, lentilles, petits pois, trèfle, alfalfa (ou luzerne), cresson, mais aussi roquette, sésame, tournesol ou noisette, chacun a ses vertus.

• Le jus d'herbe

Ce jus surpuissant est préparé avec les jeunes pousses vertes du blé ou de l'orge, particulièrement riches en substances nutritives. Une fois pressées, elles donnent un concentré de phyto-nutriments (caroténoïdes, polyphénols, antioxydants) riche en enzymes, qui permettent une absorption maximale des nutriments (glucides, protides, lipides). Le jus d'herbe de blé est un peu sucré et contient de la vitamine B17 ; celui d'orge est plus amer et contient de la vitamine K. Tous deux sont de très bonnes sources de vitamines A, B, C et E, de minéraux et d'oligoéléments (fer, magnésium, phosphore, potassium, sélénium et zinc). Ils apportent aussi 8 acides aminés essentiels, et leur teneur en chlorophylle leur confère un fort pouvoir détoxifiant. Ils existent sous forme de poudre déshydratée : l'idéal est d'en consommer 1 à 2 cuillerées à café par jour, dans un jus de fruits ou de légumes, mais elle peut aussi se saupoudrer sur des céréales, des crudités ou des yaourts.

• La grenade

Championne des fruits riches en antioxydants (en particulier les anthocyanes qui donnent à sa pulpe sa couleur rouge), peu calorique, la grenade contient beaucoup de vitamines C, A, E, B5 et B6 (pour la régulation de l'influx nerveux), de potassium et d'acide folique, ainsi que des polyphénols, qui aident entre autres à réduire les risques de crise cardiaque en évitant les dépôts de graisse sur les artères et en améliorant le flux sanguin. Pour profiter de tous ses bienfaits, on peut la consommer sous forme de jus. Le jus fermenté, encore plus riche en polyphénols, permettrait de lutter contre le cancer de la prostate.

• Le cacao

Ses polyphénols lui confèrent une action antioxydante élevée, tandis que sa richesse en vitamines A1, B1 et C, en magnésium et en fer aident à combattre la fatigue et à réguler les troubles de l'humeur (certaines de ces substances y contribuent également en déclenchant la libération des endorphines dans le cerveau). Le chocolat noir contient également de la phényléthylamine, aux vertus euphorisantes.

La fève de cacao offre une concentration élevée de flavonoïdes associés à du zinc, du manganèse et du cuivre, qui agissent en synergie pour diminuer l'oxydation du mauvais cholestérol (LDL). Sa teneur en vitamine B3 aide aussi à limiter l'encrassement des artères. Le cacao fait l'objet de nombreuses recherches pour ses polyphénols aux vertus antioxydantes et anti-inflammatoires et ses molécules complexes, qui agiraient contre la dépression. Sa consommation augmenterait le débit sanguin dans le cerveau, ce qui pourrait améliorer la concentration et la mémoire. Plus le pourcentage de cacao est élevé dans le chocolat, plus son pouvoir antioxydant est grand : donc, misez sur le chocolat noir riche en cacao, et oubliez le chocolat au lait, gras et sucré, mais pauvre en cacao. Enfin, le cacao contient aussi de la caféine (100 g de chocolat en comporte presque autant que 100 ml de café), de la théobromine et de la théophylline, des stimulants bien connus !

• L'acérola

Cette petite cerise originaire d'Amérique latine est une véritable bombe énergétique : elle contient jusqu'à 30 fois plus de vitamine C que l'orange et 2 fois plus de magnésium, de vitamine B5 et de potassium. Elle comporte aussi des vitamines A et B3, de la thiamine, de la riboflavine, du fer, du phosphore et des protéines, ainsi que du bêtacarotène et des polyphénols, qui sont de puissants antioxydants. Elle mérite donc bien son surnom de super-fruit pour sa capacité à combattre les infections bactériennes et à stimuler le système immunitaire. Tonifiant général hors pair, elle aurait aussi une action anticancéreuse. On l'adopte, en jus ou en poudre, surtout l'hiver !

• Les champignons

Élevés au rang d'aliment sacré en Asie pour les espèces comme le reishi (surnommé « champignon d'immortalité » tant ses bienfaits sont nombreux), les champignons méritent qu'on leur fasse une belle place dans nos assiettes. Ils sont riches en vitamines du groupe B, qui participent à la gestion de l'énergie, à la croissance des cellules et au bon fonctionnement du cerveau et du système immunitaire. Par ailleurs, la vitamine B2 améliore la qualité de la peau tandis que la vitamine B3 la protège des rayons néfastes du soleil. Quant à la vitamine B8, elle veille à la beauté et à la santé des cheveux. Les champignons sont aussi les seuls végétaux riches en vitamine D, essentielle pour fixer le calcium des os et mais aussi pour activer le système immunitaire. Ils se consomment crus ou cuits, en salade, en soupe ou en accompagnement. Leurs fibres insolubles régulent le transit et leur amidon veille sur la bonne santé de nos intestins.

• Les noix du Brésil

Moins répandues que les amandes ou les noisettes, elles gagnent pourtant à être connues pour leur incroyable action sur le cholestérol : leur exceptionnelle teneur en acides gras mono-insaturés et polyinsaturés aide à réduire les niveaux de mauvais cholestérol dans le sang et à augmenter le bon cholestérol. Mais elles sont aussi précieuses pour leur très forte concentration en sélénium. Cet antioxydant puissant, dont les propriétés anticancéreuses viennent d'être découvertes, préserve aussi les cellules nerveuses et joue donc un rôle dans la protection de l'activité cognitive. Il réduirait en outre le risque de maladies neurodégénératives. En prime, le sélénium favorise l'élimination des métaux lourds et régule l'activité de la thyroïde. Également source de cuivre, de phosphore et de magnésium, avec 15 à 20 %

de protéines de haute valeur biologique, les noix du Brésil sont une vraie pépite pour la santé. Une consommation régulière permet de tirer profit de ses nombreuses vertus.

• Les lentilles

Très riches en fibres et en glucides complexes (amidon), les lentilles sont une source intéressante d'énergie qui se diffuse lentement et un aliment idéal pour les intestins paresseux. Riche en vitamines (A, B1, B2, C, PP) et minéraux (calcium, potassium et fer), elles comptent parmi les légumineuses les plus intéressantes pour leur action antioxydante grâce aux flavonoïdes qu'elles contiennent. Les chercheurs s'intéressent de plus en plus à leur rôle potentiel dans la prévention de plusieurs cancers et de certaines maladies cardiovasculaires. Enfin, les lentilles sont les légumineuses les plus riches en protéines (24 %). Associées aux céréales, leurs protéines sont particulièrement bien assimilées par l'organisme. En outre, cette association permet de couvrir tous les besoins en acides aminés essentiels, ce qui en fait une alternative intéressante aux protéines animales. Un aliment santé dont on peut abuser !

• La chicorée

Souvent utilisée pour remplacer le café, la chicorée est aussi employée pour ses propriétés dépuratives et légèrement laxatives, mais ses vertus thérapeutiques restent encore mal connues. Elle contient du phosphore, du magnésium, du potassium et beaucoup de fer, abaisse le taux de lipides sanguins et possède des propriétés hépato-protectrices.

Fortifiant naturel, elle permet d'améliorer la santé générale de l'organisme. Mais sa principale qualité est de favoriser le transit et de contribuer à l'équilibre de la flore intestinale grâce à ses effets prébiotiques. En effet, on extrait de sa racine un glucide appelé « inuline », qui stimule la croissance des bonnes bactéries intestinales bénéfiques. Elle arrive intacte dans le côlon et permet ainsi aux bonnes bactéries de s'en nourrir, ce qui la rend potentiellement utile pour traiter les maladies inflammatoires de l'intestin. La chicorée en poudre contient ainsi plus de 33 % de fibres dont plus de la moitié sous forme d'inuline.

• Le foie de veau

Bien qu'il s'agisse d'un abat, ce qui peut rebuter certaines personnes, il faut reconnaître au foie de veau son exceptionnelle teneur en éléments nutritifs. S'il contient surtout des vitamines du groupe B (B12, B5 et B6), il constitue aussi une très bonne source de vitamines A et C, de cuivre, de sélénium, de zinc et de fer, tout en étant très riche en protéines. Il a aussi une teneur élevée en riboflavine, qui limite l'oxydation des lipides. Il est très riche en arginine, un acide aminé qui stimulerait l'hormone de croissance, ce qui en fait un aliment de choix pour les enfants. C'est l'un des rares « super-aliments » d'origine animale. Attention, cependant, car il est riche en acide urique et en cholestérol.

• L'abricot

L'abricot est une source remarquable de carotène, qui se transforme en vitamine A dans l'organisme : 2 petits abricots fournissent entre 1,5 et 3 mg de provitamine A, soit environ 50 % de l'apport conseillé pour l'adulte. Il est utilisé couramment par la médecine traditionnelle chinoise, notamment pour lutter contre la toux et l'asthme. Utile au bon état de la peau et des muqueuses, ainsi qu'à la bonne santé des yeux, la vitamine A possède des vertus variées : cet antioxydant puissant joue un rôle dans la protection contre le cancer et le vieillissement cellulaire ; il augmente également la résistance aux infections. Les fibres de l'abricot et ses pectines, très bien tolérées, facilitent le bon fonctionnement des intestins. Notez que le bêtacarotène est mieux absorbé par l'organisme quand il est consommé avec une petite quantité de gras : donc n'hésitez pas à associer vos abricots secs avec des noix ou du fromage.

• La vanille

Riche en polyphénols, cet antioxydant naturel agit contre le vieillissement cellulaire. La vanille stimule l'appétit et facilite la digestion. Surtout, elle a un effet antidépresseur et antistress : elle apaise, calme, relaxe et détend l'organisme et le cerveau (les infusions de vanille semblent améliorer le sommeil et apaiser les tremblements). En cas d'efforts musculaires intenses, elle faciliterait la réparation des muscles. Par ailleurs, elle aiderait à lutter contre les rhumatismes.

• La spiruline

On considère cette micro-algue comme l'aliment le plus riche de la planète : elle renferme entre 55 et 70 % de protéines d'excellente qualité grâce aux 8 acides aminés qu'elle contient (un tel regroupement est très rare dans le monde végétal). Riche en acides gras insaturés (oméga 6), elle contient aussi beaucoup de chlorophylle, qui purifie le sang et stimule la fabrication des globules rouges. Dans cette action, elle est boostée par la présence de phycocyanine, aux propriétés détoxifiantes et qui stimule le système immunitaire. Elle fournit par ailleurs une quantité astronomique de bêtacarotène (entre 12 000 UI et 25 000 UI pour 5 g de spiruline poudre), mais contrairement aux autres algues, elle ne contient pas d'iode, car elle pousse naturellement dans l'eau douce. Enfin, elle contient du zinc, du sélénium, du manganèse, du fer, du cuivre, du chrome et tous les minéraux (calcium, magnésium, sodium, potassium, phosphore), ce qui en fait un aliment ultra-complet. À prendre en comprimés, comme un complément alimentaire, ou en poudre dans un smoothie.

Le best of des super-aliments

Lait fermenté, graines germées, jus d'herbe, grenade, cacao, acérola, champignons, noix du Brésil, lentilles, chicorée, foie de veau, abricot, vanille, spiruline.

3 À consommer avec modération

■ LA VIANDE

D'un animal à l'autre, les muscles diffèrent par le nombre de fibres et leurs dimensions, par l'importance relative des fibres rouges ou blanches, par la quantité de tissus conjonctifs qui les entourent et la nature de ce tissu, qui peut être soit du collagène, soit de l'élastine. C'est l'ensemble de ces caractéristiques qui fait la qualité de la viande. Moins il y a de tissus conjonctifs, plus les fibres sont courtes et meilleure est la viande.

C'est la richesse en graisse d'une viande qui lui donne son moelleux, mais aussi sa saveur (c'est pourquoi les viandes persillées sont plus goûteuses). Le goût dépend également de la race de l'animal, de son sexe, de son âge et, facteur que l'on a tendance à oublier, de la nourriture qu'il a reçue. Certains éleveurs ont tendance à donner une alimentation à base de farine à leurs animaux, tout en les empêchant de se mouvoir. Ce qui donne une viande plus tendre, mais moins goûteuse que celle des animaux élevés en plein air.

La couleur d'une viande est définie par celle du muscle, laquelle dépend de sa teneur en pigments sanguins. En effet, la viande change de couleur selon l'espèce, mais aussi selon que l'animal a été saigné ou non, tué violemment ou non. L'âge de la bête et la maturité de la viande après abattage entrent aussi en jeu (une viande « rassise » est plus sombre). Cependant, la couleur de la viande ne reflète pas sa qualité nutritionnelle.

Ainsi, on trouve des viandes d'une couleur très pâle, comme le blanc de poulet, et d'autres d'un rouge intense, comme la viande de cheval ou de bœuf. Le jeune veau, nourri avec une alimentation pauvre en fer, a une chair très peu pigmentée : d'abord rose pâle, elle va rougir progressivement. De même, les espèces dont l'abattage se fait quand l'animal est jeune produisent des chairs aux fibres blanches plus nombreuses, car contenant moins de sang. Chez les espèces sauvages, très actives, les chairs sont par nature plus rouges. De même, quand un animal n'est pas saigné, le sang reste présent dans le muscle et ajoute sa couleur à celle des pigments. Dans le cas du gibier, la couleur très foncée, parfois noire, de la chair a plusieurs causes : une teneur naturellement élevée en pigments, mais aussi le fait que l'animal a été abattu en plein effort et qu'il n'a pas été saigné. Soulignons au passage qu'une couleur presque noire indique que la viande doit être consommée rapidement.

On a longtemps classé la viande en 3 catégories, correspondant à l'emplacement des morceaux et à la façon de les cuisiner. On distinguait ainsi les viandes de 1re catégorie et les viandes de 2e et de 3e catégories. Peu de gens utilisent encore cette classification, mais le distinguo se fait toujours entre les viandes à griller ou à rôtir et les viandes à braiser ou à bouillir, les premières étant plutôt les morceaux nobles, les secondes, les morceaux meilleur marché.

La distinction entre ces groupes réside dans la nature et l'importance du tissu conjonctif présent dans le muscle. Ainsi, les morceaux que l'on cuit le plus longtemps (pour les attendrir) sont ceux qui contiennent proportionnellement plus de tissus conjonctifs et moins de muscles. Ce qui justifie qu'ils soient meilleur marché que les pièces à griller ou à rôtir. De plus, les viandes riches en collagène exigent une cuisson longue.

Le prix de la viande dépend essentiellement de sa teneur en protéines. Plus la masse musculaire est importante et plus elle contient de protéines, donc plus elle est chère.

Sur le plan bactériologique, la viande hachée est plus dangereuse que les autres viandes, car les bactéries peuvent très rapidement la coloniser. Dès lors, l'hygiène du commerçant joue un rôle de premier ordre. Celles qui sont congelées ou vendues sous vide garantissent une sécurité bactériologique qu'il est difficile d'obtenir ailleurs. Les viandes hachées sont classées selon leur teneur en lipides : 5 %, 10 %, 15 %, 20 % de matières grasses. Ces teneurs indiquent une moyenne et on autorise de faibles dépassements.

Valeur nutritionnelle

La viande est un produit très riche en protéines, mais la quantité diffère largement en fonction des morceaux et de l'espèce. Ceci étant, certaines espèces semblent avoir évolué depuis quelques années. Ainsi, certaines races vachères, par exemple, sont désormais plus musclées et affichent des teneurs en protéines plus élevées qu'il y a une cinquantaine d'années. La teneur en protéines et en lipides peut varier beaucoup selon les morceaux et l'espèce : la cervelle d'agneau, par exemple, contient 11,8 % de protéines et 12,6 % de lipides, contre 32 à 37 % de protéines et 3 à 4,8 % de lipides pour la biche ou le pigeon. Ces valeurs sont dépendantes du niveau d'activité de l'animal, de sa race et de l'âge auquel il est consommé.

La viande ne contient pratiquement pas de glucides, sauf celle de cheval, en quantité très modéré (2 à 3 %). Cette viande contient de 60 à 70 % d'eau, selon les morceaux, leur mode de cuisson, mais aussi la race et l'âge de l'animal.

La viande a une faible teneur en minéraux (moins de 1 %). Elle est pauvre en calcium, mais riche en phosphore. La quantité de sodium varie selon l'espèce, mais aussi en fonction du morceau : les abats en contiennent beaucoup, même s'ils en apportent nettement moins que les fruits et légumes secs.

Le fer est l'élément minéral le plus présent dans la viande, qui est également riche en cuivre, ce qui potentialise « l'efficacité » du fer. Il faut préciser en outre que la viande rouge contient plus de fer que la viande blanche.

La viande est aussi riche en vitamines du groupe B, pauvre en vitamines C, A, D et E.

La cuisson modifie la valeur nutritionnelle de la viande, même si cette variation (modeste) concerne surtout les graisses, les vitamines et les minéraux (ils disparaissent presque complètement sous l'effet de la chaleur : une viande bouillie perd environ deux tiers de ses minéraux). Par ailleurs, la viande perd beaucoup d'eau à la cuisson (de 15 à 35 % selon la durée d'exposition à la chaleur).

Les graisses qui enrobent la viande fondent à la cuisson (on les retrouve dans le jus, sans danger pour la santé mais difficile à digérer), tandis que celles de l'intérieur restent importantes.

Une mauvaise réputation

La viande souffre de plus en plus d'une mauvaise réputation, conséquence du militantisme d'une partie de la population qui lutte contre la souffrance animale et les conditions souvent mauvaise d'élevage et d'abattage dans l'industrie agroalimentaire. Cette tendance se propage assez rapidement et touche de plus en plus de personnes dans toutes les classes d'âge.

Mais le corps médical s'en est aussi mêlé. Ainsi, l'Organisation mondiale de la santé (OMS) préconise désormais de limiter sa consommation de viande afin de réduire les risques de cancer.

Qu'en est-il exactement pour ce dernier point ? Les choses ne sont pas aussi simples qu'on l'imagine. Plusieurs études ont affirmé que manger de la viande tous les jours multipliait fortement le risque de cancer du côlon, mais elles ont souvent été contestées, ce que l'on ne dit que rarement. Une étude portant sur des végétariens et des omnivores a même montré que si le risque d'infarctus du myocarde était augmenté chez les seconds, il n'y avait pas de différence significative entre les deux groupes dans la probabilité de déclencher un cancer du côlon.

En définitive, la viande n'est peut-être pas aussi cancérigène qu'on le clame, mais le mode de cuisson pourrait être particulièrement néfaste. Les Américains, véritables champions du monde pour la consommation de viande, la mangent essentiellement grillée ou cuite au barbecue, une méthode qui concentre les hydrocarbures polycycliques, dont on sait par contre qu'ils sont fortement cancérigènes. En Europe, au contraire, et surtout en France, on consomme plus souvent les viandes braisées (une cuisson douce et prolongée) ou alors crues, ce qui n'occasionne pas les mêmes effets toxiques.

La qualité de la viande varie également selon les pays. Ainsi, aux États-Unis, on fait littéralement « pousser » les bêtes à coups d'hormones et d'alimentation « artificielle », produisant une viande beaucoup plus grasse qu'en France, par exemple.

La viande blanche serait moins nocive pour la santé que la viande rouge. Ce qui s'explique par le niveau d'hémoglobine de cette dernière. L'association d'une partie de cette hémoglobine que l'on appelle «hème» avec le fer contenu dans la viande pourrait provoquer l'apparition d'éléments susceptibles d'abîmer l'ADN, donc de favoriser des mutations propices au cancer. De plus, le fer, en activant des composés qui stimulent l'inflammation, favorise la fabrication de vaisseaux qui pourraient nourrir une tumeur en cours de développement.

Par ailleurs, les protéines de la viande ne sont pas les plus intéressantes sur le plan qualitatif, comparées à celles des œufs ou du lait, par exemple. Mais la viande rouge reste l'aliment le plus riche en protéines, dont notre corps a besoin. On peut donc adopter sans crainte la recommandation de l'OMS, qui préconise de limiter la viande rouge à 500 g par semaine et par individu. Pour la viande blanche, on peut en consommer davantage, car elle contient moins d'hémoglobine nocive.

En définitive, il paraît judicieux de manger de la viande rouge 2 à 3 fois par semaine sans dépasser 500 g et de ne pas dépasser 200 g de viande blanche par jour pour une consommation raisonnable de protéines d'origine animale. L'Agence française de sécurité sanitaire des aliments va plus loin en recommandant de ne pas dépasser 70 g de viande par jour, mais c'est peut-être excessif ! N'oublions pas non plus que l'équilibre alimentaire est géré par le corps sur une semaine et non sur une journée…

Précisons aussi que les graisses de la viande sont de bien moins bonne qualité que celles apportées par les poissons gras ou les bonnes huiles végétales (voir pages 91-107). Cependant, si vous vous en tenez aux quantités indiquées plus haut et que vous évitez de ne manger que des viandes contenant plus de 15 % de lipides, cet impact restera relativement limité. Dernier point : évitez les températures de cuisson trop vives pour ne pas carboniser la surface de vos pièces de viande.

MES RECOMMANDATIONS

- **Viande rouge :** pas plus de 500 g par semaine, sans dépasser 250 g par jour.
- **Viande blanche :** pas plus de 200 g par jour.
- **Charcuterie :** pas plus de 200 g par semaine, sans dépasser 100 g par jour.
- **Jambon :** pas plus de 200 g par jour pour le jambon blanc et pas plus de 60 g par jour pour les jambons crus ou secs, car ils sont tous les deux très salés.

■ LES PRODUITS LAITIERS

Depuis quelques années, le lait est un sujet sur lequel la polémique fait rage. Cependant, peu de gens font la distinction entre la boisson et ses dérivés, les yaourts et le fromage.

On assiste depuis quelques années à une réduction de la consommation de lait. Elle s'explique en partie par les troubles bien réels subis par certaines personnes (voir encadré

LE LACTOSE

Le lactose est un glucide (ou sucre) spécifique, présent dans le lait de tous les mammifères. Il doit, pour pouvoir être assimilé par l'organisme, être dégradé par une enzyme, la lactase, qui le sépare en molécules plus petites. Or, après l'âge de 3 ans environ, l'activité de la lactase peut diminuer de 75 à 90 % selon les individus. Certains enfants sont dépourvus de cette enzyme et ne peuvent donc pas digérer le lait. Mais cela peut aussi se produire chez les adultes au fil du temps, cette enzyme ayant tendance à disparaître avec l'âge. Il en découle une intolérance, car le lactose n'est plus suffisamment dégradé dans l'intestin. En cas de malabsorption, cela peut provoquer des diarrhées. Par ailleurs, le lactose qui parvient dans le côlon va fermenter sous l'effet de la flore bactérienne, avec une production très importante de gaz. Ce qui provoque par des ballonnements, des douleurs abdominales, des diarrhées, voire une perturbation du transit.

Si certaines personnes ont su s'adapter pour maintenir une production de lactase suffisante, environ 40 % de la population sont indisposés 30 minutes à 2 heures après avoir bu du lait, sur le plan digestif mais aussi de bien d'autres façons : rhinites, sinusites, eczémas, migraines, troubles de la concentration, douleurs articulaires, mictions fréquentes. Scientifiquement, le lien entre ces troubles et le lactose n'est pas prouvé, mais la fréquence de tels témoignages devrait nous obliger à vérifier si la modification de la flore intestinale induite par cette malabsorption ne serait pas responsable de tels symptômes.

page ci-contre) et qui pourraient être liés à la consommation de lactose, mais on assiste aussi à une diabolisation des produits laitiers, parfois par prévention, parfois pour des raisons éthiques liées aux conditions d'élevage souvent désastreuses. Cette tendance globale associant convictions et intolérance au lactose réelle ou supposée tend malheureusement à confondre plusieurs choses en invitant à réduire tous les produits laitiers.

Première précision : intolérance ne veut pas dire allergie. Dans le premier cas, les effets sont certes inconfortables, parfois douloureux, mais sans danger. En cas d'allergie (aux protéines de lait), les symptômes peuvent être graves dans les cas extrêmes (œdème de Quincke ou choc anaphylactique).

Seconde précision : seuls le lait, les fromages frais et autres produits laitiers de ce type (faisselle, fromage blanc...) contiennent du lactose. Les fromages affinés, comme le camembert ou le comté, n'en comportent pas, de même que le beurre. Enfin, si on en trouve dans les yaourts, ce lactose est rendu digeste par la présence de ferments lactiques.

Le souci aujourd'hui, c'est que la diabolisation du lait conduit certaines personnes à éliminer tous les laitages. Le lait n'est pas indispensable pour l'adulte, mais les fromages ou les yaourts sont importants pour l'apport en calcium, mais aussi parce qu'ils sont une bonne source de probiotiques. Par contre, je vous invite à vous méfier de ce que j'appelle les spécialités laitières, c'est-à-dire les crèmes et autres desserts à base de lait, qui ne contiennent pas de ferments lactiques.

L'apport en calcium est largement couvert par les produits laitiers autres que le lait (à l'exception du lait fermenté, que j'ai classé dans les super-aliments – voir pages 74-73). Si vous digérez mal ce dernier, un yaourt par jour et une petite portion de fromage suffiront à couvrir vos besoins en calcium comme en probiotiques.

MES RECOMMANDATIONS

- Préférez les produits contenant des ferments lactiques.
- Limitez votre consommation à trois produits par jour (yaourts ou fromage).
- Pensez à contrôler le taux de sucres ajoutés (au maximum 8 g par produit).

■ UNE ALTERNATIVE AUX PROTÉINES ANIMALES : LE SOJA ET SES DÉRIVÉS

Très consommés par les végétariens et les végétaliens, le soja et ses dérivés rencontrent aussi un franc succès auprès de ceux qui veulent limiter les protéines animales pour des raisons de santé et/ou des questions éthiques. Avec les derniers scandales alimentaires liés à la viande, tout porte à croire que ce succès va perdurer. Excellente source de protéines végétales qui peut, dans une certaine mesure, se substituer aux protéines animales, le soja offre de nombreux atouts… mais aussi des inconvénients, liés notamment à sa teneur en phyto-œstrogènes, qui peut provoquer des variations hormonales indésirables.

Les atouts du soja

– Ses protéines sont très proches de celles d'origine animale, car il contient les 8 acides aminés essentiels (la méthionine s'y trouve cependant en quantités limitées). Intéressant pour varier sa consommation de protéines, il l'est également dans les régimes végétariens et végétaliens.

– Ses qualités nutritionnelles en font un bon aliment pour la santé cardiovasculaire, car il permet de réduire sa consommation de graisses animales, qui contiennent des gras saturés et trans néfastes pour le cœur.

– Le soja est dépourvu de cholestérol. Par ailleurs, une consommation journalière égale à au moins 33 g aiderait à réduire le cholestérol total ainsi que cholestérol LDL, ou « mauvais cholestérol ».

– Ses isoflavones renforceraient la tonicité des vaisseaux sanguins, à condition d'en consommer au moins 45 mg/j. Un bémol toutefois : il convient de ne pas dépasser 50 g/j de protéines de soja et 70 mg/j d'isoflavones totales, en raison d'une réaction inflammatoire possible.

– Riches en calcium, la boisson à base de soja (parfois appelée à tort « lait de soja ») et ses dérivés conviennent tout particulièrement aux personnes intolérantes au lactose et peuvent donc remplacer le lait.

– Les études cliniques suggèrent aussi un effet favorable des phyto-œstrogènes du soja sur la masse osseuse et concluent à des bénéfices liés à l'apport en fibres.

Effets négatifs

– Diminuant l'absorption d'iode, le soja pourrait nuire au fonctionnement de la glande thyroïde ou interférer avec l'assimilation de la médication pour la thyroïde.

– La consommation de phyto-œstrogènes peut augmenter les besoins de substitution en hormones thyroïdiennes chez les patients hypothyroïdiens. L'interaction des phyto-œstrogènes avec la synthèse des hormones thyroïdiennes commande l'exclusion de leur consommation sous quelque forme que ce soit par les sujets hypothyroïdiens, traités ou non traités.

– Les études animales montrent que les isoflavones en excès peuvent favoriser la prolifération et la croissance de tumeurs mammaires hormono-dépendantes, ce qui suggère un risque potentiel pour les personnes ayant des antécédents de cancers du sein hormono-dépendants. Les compléments alimentaires à base de soja sont à déconseiller en priorité. Les consommateurs devraient éviter de cumuler les sources de phyto-œstrogènes : par exemple aliments dérivés du soja ET compléments alimentaires, ou compléments alimentaires composés de plusieurs types de phyto-œstrogènes, en particulier si les apports totaux en phyto-œstrogènes ne sont pas précisés.

– Les études animales montrent que les phases précoces du développement des organes sexuels (pendant la gestation et la lactation) sont particulièrement sensibles à l'exposition aux phyto-œstrogènes. Des anomalies morphologiques pouvant entraîner une diminution de la fertilité mais aussi une plus grande sensibilité aux carcinogènes sont observées. La femme enceinte et allaitante devra donc éviter une consommation élevée d'isoflavones, notamment sous la forme de compléments alimentaires. De même, la consommation de produits à base de soja chez le nourrisson (préparations à base de protéines de soja, puis lait de suite) et chez l'enfant en bas âge (tonyu, yaourt au soja) est à éviter.

– Risque allergique : on retrouve l'éventualité de réactions allergiques au soja, en raison de certaines protéines. Ce risque justifie d'être particulièrement prudent en cas de terrain allergique.

Les produits à base de soja

• Les graines de soja

Elles peuvent être consommées simplement cuites, ou torréfiées ou mises à germer, puis employées dans divers plats asiatiques. Il s'agit d'une source protéique intéressante en quantité et qualité et on les trouve en magasin bio au rayon apéritif. On les mange telles quelles avec un peu de sel.

Note : les pousses de haricot mungo, souvent appelées par erreur « pousses de soja » ou « germes de soja », sont en réalité issues de la graine d'un haricot de la même espèce que notre haricot vert.

• Le tofu

Cette pâte blanche est issue du caillage du lait de soja. Consommé en Asie depuis des centaines d'années, le tofu connaît désormais un grand succès en France. Riche en protéines végétales (14,6 %) d'excellente qualité, le tofu, comme le steak de soja, est une bonne alternative à la viande, car il permet de maintenir un bon métabolisme de base. Il faut compter environ 120 g de tofu pour remplacer une portion de viande, de poisson ou d'œufs. Consommé nature, il constitue une source intéressante d'acides gras oméga 3, de calcium et de magnésium.

• Le tempeh

Fabriqué à partir de graines de soja jaunes immatures, dépelliculées, cuites, écrasées, puis ensemencées avec un champignon qui transforme la préparation en un gâteau compact, le tempeh offre des arômes de champignon, de noix et de levure. Disponible au rayon frais des boutiques bio, il ne se conserve pas longtemps et doit être consommé cuit. Aliment très nutritif et dense, bonne source de protéines (plus que le tofu), il atteint 190 kcal pour 100 g de produit.

Riche en graisses, avec plus de 10 % de lipides, il a aussi une teneur élevée en vitamine B12 grâce au champignon utilisé pour sa fermentation.

• Les steaks de soja et autres substituts végétaux
Leurs compositions sont très variables. Ils sont riches en bonnes protéines, mais leurs taux de glucides et de lipides sont à surveiller, ainsi que l'apport calorique par portion (en particulier pour les saucisses de soja ou les « rillettes » et autres « pâtés » végétaux).

• Lait de soja ou tonyu
C'est la seule boisson végétale qui comporte tous les acides aminés essentiels, et en quantité suffisante. Riche en acides gras polyinsaturés et dépourvue de lactose et de cholestérol, et fréquemment supplémentée en calcium d'origine minérale ou végétale, elle est un excellent substitut au lait de vache.

• Desserts au soja
Souvent appelées « yaourt », ces spécialités à base d'eau, de graines de soja et de ferments sont enrichies en calcium et se caractérisent par leur faible apport calorique (environ 51 kcal pour 100 g de « yaourt » nature, avec moins de 3 % de lipides). Cette préparation est une bonne source de protéines végétales (4,6 %). Elle ne contient ni cholestérol ni lactose. On surveillera toutefois les variantes au chocolat, à la vanille ou aux fruits, qui restent des produits sucrés plus proches d'une crème dessert.

• Le miso

Réduit en purée, puis fermenté de longs mois avec ou sans céréales, le soja se transforme en miso, un incontournable de la cuisine japonaise. On s'en sert pour faire des soupes, en le diluant dans un bouillon à base d'algues, ou comme sauce pour donner de la saveur aux plats de légumes ou de tofu. Les Japonais l'utilisent en cas de diarrhées, car il est beaucoup plus efficace que l'eau de riz ou de carotte (sans parler des mythiques vertus du Coca-Cola à cet égard !).

• La crème de soja

Relativement peu énergétique pour une matière grasse (187 kcal/100 g), avec 18 % de lipides environ, elle est comparable à la crème allégée à 15 % de MG. Sauf qu'elle contient moins d'acides gras saturés, plus de 15,5 g d'acides gras insaturés de bonne qualité et pas de cholestérol. Elle fournit en outre 3 % de protéines possédant tous les acides aminés essentiels et 4 % de glucides dépourvus de lactose. Elle a une teneur élevée en vitamines et minéraux, notamment en vitamines du groupe B, phosphore et magnésium. Elle peut contenir huiles végétales, lécithine et épaississants.

Elle remplace très bien la crème fraîche dans les sauces, soupes, gratins et desserts. La version liquide est une préparation non fermentée à base de fèves de soja, tandis que la version épaisse est lacto-fermentée, ce qui est, comme pour la crème fraîche, beaucoup plus intéressant en raison de la présence de ferments à l'origine des fameux probiotiques.

• La sauce soja

Fermenté avec ou sans céréales, puis mis en saumure, le soja donne cette sauce unique dont aucune préparation asiatique ne saurait se passer. On l'ajoute aux plats cuits ou l'on s'en sert comme condiment après y avoir fait mariner gingembre, ciboulette, raifort ou wasabi, citron, ou des légumes finement râpés.

En conclusion, si le soja ne manque pas d'atouts pour la santé, il serait illusoire de le considérer comme une panacée et d'augmenter de façon trop importante les quantités consommées : 200 g par jour sont une quantité raisonnable.

■ LES HUILES VÉGÉTALES

Au même titre que les protéines et les glucides, les matières grasses, ou lipides, sont des nutriments indispensables. Ils fournissent de l'énergie, mais aussi des acides gras essentiels, indispensables à la formation de molécules comme les hormones ou les anticorps. Ils préservent en outre la santé de notre peau (sans graisse, pas de cicatrisation) et celle de notre cerveau.

Viandes, poissons, produits laitiers, etc., les lipides sont partout dans nos assiettes. Nous nous intéresserons ici plus particulièrement aux huiles végétales que nous utilisons pour cuire ou assaisonner nos préparations, car elles sont une excellente source de bons acides gras, de vitamines et de minéraux. À condition de savoir les choisir et de les consommer sans excès. Il n'existe pas d'huile légère. Toutes, sans exception, contiennent 100 % de lipides. Elles apportent donc toutes 900 kcal aux 100 g et constituent le produit alimentaire le plus calorique qu'il soit.

Les différents acides gras

On en distingue trois types : saturés, mono-insaturés et polyinsaturés, qui agissent différemment sur le métabolisme en fonction de leur structure chimique. Un acide gras est une chaîne de carbone sur laquelle sont fixés des atomes d'hydrogène et une fonction acide. Quand tous les maillons de la chaîne sont occupés par des hydrogènes, on parle d'acide gras saturé. Lorsqu'il existe une double liaison avec moins d'hydrogènes entre 2 atomes de carbone, c'est un acide gras mono-insaturé. Et lorsqu'il y a plusieurs doubles liaisons, on obtient un acide gras polyinsaturé.

• Les acides gras essentiels

Ces acides gras sont dits essentiels, car l'organisme est incapable de les fabriquer. Ce sont des acides gras polyinsaturés. Il en existe deux, l'acide linoléique (famille des oméga 6), et l'acide alpha-linolénique (famille des oméga 3). À partir de ces 2 acides gras essentiels, notre organisme est capable de fabriquer une myriade de substances chimiques indispensables aux réactions biochimiques de notre corps pour préserver son système immunitaire, assurer la coagulation du sang et lutter contre l'inflammation. En plus de ces fonctions, les oméga 6 et les oméga 3 vont pénétrer dans toutes les membranes cellulaires et réguler le passage des nutriments. Ils sont également impliqués dans le renouvellement des tissus. On a par ailleurs constaté des problèmes de croissance chez les enfants carencés, ainsi que des atteintes au niveau du développement cognitif. On a aussi découvert récemment que les acides gras oméga 3 pouvaient diminuer le risque de troubles cardiovasculaires après un infarctus du myocarde.

Ces deux acides gras essentiels agissent de façon conjointe. Ainsi, l'apport d'acide linoléique va contribuer à synthétiser les substances qui permettent la coagulation du sang tandis que l'apport en acide alpha-linolénique va éviter qu'il ne coagule trop.

Les oméga 3 doivent être combinés avec des oméga 6 dans un rapport de 1 sur 5, sinon ils présentent un risque pour la santé (diminution de la coagulation pouvant conduire à des hémorragies, affaiblissement du système immunitaire et anti-inflammatoire) ou s'avèrent inutiles, car ils se transforment en oméga 6 ou en calories. En France, on recommande 2 cuillerées à soupe d'huile végétale par jour pour combler nos besoins en acides gras essentiels. Les huiles de colza et de noix offrent un rapport oméga 3/oméga 6 intéressant et sont donc à privilégier.

• EPA et DHA

Il s'agit de 2 acides gras de la série oméga 3 dérivés de la transformation de l'acide alpha-linolénique. Ils se trouvent en particulier dans les poissons, qui le synthétisent à partir de l'acide alpha-linolénique du plancton qu'ils absorbent. Les poissons les plus riches en oméga 3 sont, bien sûr, les espèces les plus grasses, comme le saumon, la sardine, l'anchois, le maquereau, le hareng. Les œufs des poules nourries avec des aliments enrichis en oméga 3 en contiennent, tout comme certaines margarines.

• Les acides gras mono-insaturés

Aussi appelés oméga 9, on les trouve dans l'huile d'olive mais aussi dans les viandes, le poisson et les œufs. L'acide oléique protège nos cellules de l'oxydation et il fait (modérément) baisser le cholestérol sanguin en diminuant le cholestérol LDL (ou « mauvais cholestérol ») et en élevant le cholestérol HDL (ou « bon cholestérol »).

DE L'HUILE SANS CHOLESTÉROL ?

Dans certains pays, on peut voir sur l'étiquetage que l'huile ne contient pas de cholestérol. Cette appellation est interdite en France. Par essence, les huiles végétales ne contiennent pas de cholestérol, qui est un stérol animal. Certaines peuvent contenir en revanche des phytostérols, qui sont des stérols végétaux impliqués dans la réduction du taux de cholestérol sanguin.

• Les acides gras saturés

Indispensables à la structure des cellules, ces acides gras peuvent être fabriqués par notre organisme. Ils peuvent être d'origine animale ou végétale et sont faciles à reconnaître,

ZOOM SUR LA FABRICATION DES HUILES

Les huiles sont des corps gras, liquides, à température ambiante. Certaines peuvent être figées par le froid, sans altération de leur qualité. Les huiles peuvent être extraites de végétaux, mais aussi de certains animaux marins, comme l'huile de foie de morue et la chair de poisson. Aujourd'hui, nous ne consommons que des huiles de fruits (olive, palme), de fruits secs (noix, noisettes), de graines d'oléagineux (tournesol, colza, soja) et de germes de céréales (maïs, blé). Les huiles vierges sont obtenues par pression, suivies d'une clarification par centrifugation et d'une filtration.

L'obtention de l'huile de graines d'oléagineux demande une technologie élaborée, les graines sont nettoyées et broyées, puis chauffées à 90 °C, avant d'être passées dans des presses à vis. Cette pression ou trituration permet d'extraire environ 33 % d'huile de la graine tandis que les 12 % restants sont récupérés par extraction, au moyen d'un solvant autorisé pour cet usage, connu sous le nom d'hexane. Par évaporation sous vide, on élimine la totalité de l'hexane de l'huile pour obtenir une huile brute d'extraction. Vient ensuite le raffinage des huiles brutes de pression et d'extraction, qui permet d'enlever toutes les impuretés qui existent dans les huiles brutes, comme les cires, les phospholipides, les pigments, les métaux, les pesticides et les mycotoxines.

La dernière étape du raffinage s'appelle la désodorisation. Il s'agit d'une élimination des mauvaises odeurs par de la vapeur sous vide comme pour une distillation.

car ils se présentent sous la forme solide : beurre, crème, saindoux, huile de palme ou de coco, etc. Consommés en excès, ils augmentent le taux de cholestérol sanguin et favorisent les troubles cardiovasculaires, tel l'infarctus du myocarde.

• Les acides gras trans

Ces acides gras possèdent au moins une double liaison. Ils provoquent une augmentation du mauvais cholestérol sanguin et une diminution du bon cholestérol. On les trouve en petite quantité dans des aliments comme le beurre ou le lait, mais ils sont surtout présents dans les graisses hydrogénées, très utilisées par l'industrie agroalimentaire.

Quelles huiles végétales choisir ?

• L'huile d'arachide

L'huile d'arachide est constituée de 19 % d'acides gras saturés, de 56 % d'acides gras mono-insaturés et de 25 % d'acides gras polyinsaturés. Les acides gras majoritaires sont surtout des acides gras mono-insaturés. Elle contient aussi beaucoup de vitamine E, de 15 à 20 mg pour 100 g d'huile. De fait de sa teneur importante en acides gras mono-insaturés et de sa quantité relativement élevée en saturés, comparée aux autres huiles courantes, elle offre une bonne résistance à la chaleur. Elle convient donc particulièrement à la friture. Elle a longtemps été l'huile consommée en majorité par les Français, avant d'être détrônée par l'huile de tournesol. On peut lui reprocher une absence d'acides gras de la série oméga 3.

ATTENTION, RISQUE D'ALLERGIE !

L'huile d'arachide vierge peut être dangereuse pour les personnes allergiques à l'arachide. Même dans les huiles raffinées, il peut rester des quantités infinitésimales de protéines d'arachide.

• L'huile de colza

L'huile de colza contient peu d'acides gras saturés, environ 8 %, 60 % d'acides gras mono-insaturés et 32 % d'acides gras polyinsaturés, dont 9 % d'acides gras de la série oméga 3, l'acide alpha-linolénique qui aurait des propriétés bénéfiques sur les troubles du rythme cardiaque. Après un avis positif de l'ANSES, la réglementation française sur les huiles devrait évoluer très prochainement en permettant que le colza devienne multi-usages (assaisonnement et cuisson), comme c'est le cas dans toute l'Europe. On peut donc chauffer l'huile de colza, mais il faut savoir qu'elle risque de dégager une odeur de poisson perceptible pour certains, aux températures dépassant 120 °C. Pour d'autres personnes, moins sensibles, elle ne sent rien, même à une température de friture. L'huile de colza, utilisée aujourd'hui, est une variété dite double zéro, car on n'y trouve plus d'acide érucique, qui aurait été à l'origine d'affections du muscle cardiaque chez le rat. L'huile de colza contient de la vitamine E (30 mg pour 100 g d'huile), et c'est une huile intéressante pour les personnes qui souffrent de maladies cardiovasculaires. Il s'agit d'une excellente huile qui, de plus, est peu chère. Depuis 2 ans, l'huile de colza est devenue plus populaire : on en parle dans la presse, les industriels ont amélioré son emballage et son prix tend à augmenter. D'ailleurs, son embouteillage et sa conservation en bouteille opaque la protègent de l'oxydation par la lumière et préservent ses qualités organoleptiques.

• L'huile de tournesol

L'huile de tournesol contient 12 % d'acides gras saturés, 28 % d'acides gras mono-insaturés et 60 % d'acides gras polyinsaturés. Ces acides gras sont de la série oméga 6. Comme l'huile d'arachide, elle n'a pas d'acides gras de la série oméga 3. Elle exerce un effet favorable sur le taux de cholestérol sanguin total en le diminuant. Cependant, une quantité importante d'huile de tournesol diminue aussi le taux de cholestérol HDL, le bon cholestérol. En revanche, elle est beaucoup plus riche en vitamine E, puisqu'elle en contient 50 à 70 mg pour 100 g. Elle peut être employée en assaisonnement, en cuisson et en friture, jusqu'à 180 °C.

Il existe une variante de cette huile avec beaucoup plus d'acides gras mono-insaturés oléiques, environ 75 %, et qui résiste mieux aux hautes températures. C'est le tournesol oléique, que l'on rencontre principalement en mélange avec d'autres huiles (voir page 104).

HUILE VIERGE OU HUILE RAFFINÉE ?

Les huiles végétales vierges ou brutes sont extraites de la graine ou du fruit par pressage mécanique et ne sont pas raffinées. Pour certains consommateurs, elles possèdent des qualités nutritionnelles que ne présentent plus les huiles raffinées. Or, elles peuvent se montrer dangereuses puisque les pesticides, les mycotoxines (toxines issues de champignons naturels contaminant les graines) et les impuretés n'ont pu être enlevés.

Il faut savoir que les propriétés nutritionnelles des corps gras et des huiles ont été mises en évidence par les nutritionnistes lors d'études faites sur les produits dans l'état où ils sont généralement commercialisés. Comme la plupart des huiles sont raffinées, eu égard à leur défaut de goût et à la présence d'impuretés, cela revient à dire que, à part l'huile d'olive, toutes les autres ont été étudiées au stade d'huile raffinée et que les propriétés nutritionnelles bénéfiques sont celles des huiles raffinées. Alors vierges ou raffinées ? Il s'agit d'un faux débat nutritionnel, un choix où s'expriment la tradition et les goûts culinaires faisant partie de la culture de chacun.

• L'huile de maïs

Elle contient 13 % d'acides gras saturés, 30 % d'acides gras mono-insaturés, 57 % d'acides gras polyinsaturés. Sa composition la rapproche de l'huile de tournesol, mais elle est s'en distingue par une teneur moindre en riche acides gras polyinsaturés et en vitamine E.

• L'huile de soja

Cette huile, extraite des graines de soja, est très riche en acides gras polyinsaturés (65 %) et surtout en un acide gras de la série oméga 3, l'acide alpha-linolénique (8 %). Comme elle contient plus de 2 % d'acide alpha-linolénique, la législation actuelle la cantonne à un usage d'assaisonnement. Il n'est pourtant pas dangereux de la faire chauffer, mais certaines personnes seront alors sensibles à son odeur particulière. Pauvre en vitamine E, environ 15 mg pour 100 g, elle offre un intérêt nutritionnel moindre que l'huile de colza, car l'acide alpha-linolénique sur la molécule du triglycéride est dans une position telle qu'il est moins bien absorbé par les intestins.

• L'huile de noix

C'est une huile de goût très prononcé, de production artisanale et élaborée avec des fruits secs. On y trouve peu d'acides gras saturés, environ 10 %, beaucoup d'acides gras polyinsaturés, environ 71 %, dont 59 % d'acide gras linoléique, 12 % d'acide gras alpha-linolénique, et 18 % d'acides gras mono-insaturés. Bonne pour la santé, l'huile de noix se conserve très mal, justement en raison de sa richesse en acide gras alpha-linolénique. Il est préférable de ne pas l'exposer à l'air ou à la lumière vive. On peut aussi, pour la préserver, la conserver au réfrigérateur. Ainsi, on la trouve fréquemment en bidon de métal afin de la protéger. Malheureusement, elle est chère, mais son goût prononcé permet d'en mettre moins dans les salades.

• L'huile de pépins de raisin

Riche à 71 % en acides gras polyinsaturés de la série oméga 6, l'huile de pépins de raisin contient 18 % d'acides gras mono-insaturés et pas plus de 11 % d'acides gras saturés. Elle contient peu de vitamine E : 14 mg pour 100 g. Elle est principalement produite en France et en Italie. Contrairement à ce que beaucoup de consommateurs pensent, elle ne présente pas d'intérêt nutritionnel spécifique. Souvent utilisée en friture pour des fondues bourguignonnes, c'est une huile fragile, vu sa teneur en acides gras polyinsaturés, et le nombre d'utilisations doit en être limité. Peut-être est-ce grâce à son goût subtil, sa couleur légèrement verte, et son origine viticole qu'elle a su gagner la confiance des consommateurs ?

UN MYTHE BRISÉ

Contrairement à une idée très répandue, l'huile de pépins de raisin n'est pas « super-résistante » à la chaleur, mais elle peut être utilisée à haute température (180 °C), à condition de ne pas dépasser 10 fritures.

• L'huile d'olive

L'huile d'olive contient entre 12 et 14 % d'acides gras saturés, 10 à 15 % d'acides gras polyinsaturés et de 73 à 78 % d'acides gras mono-insaturés. C'est une huile nutritionnellement intéressante par la présence d'acides gras mono-insaturés, faisant un peu chuter le taux de mauvais cholestérol LDL et modérément augmenter le taux du cholestérol HDL. Mais il lui manque des acides gras de la série oméga 3. En outre, elle contient peu de vitamine E (14 mg pour 100 g d'huile). Pourquoi, alors, voit-on un tel engouement pour cette huile ? Probablement parce que l'olivier est cultivé depuis plusieurs millénaires dans le Bassin méditerranéen. Présent en Espagne, en Italie, en Grèce, en Turquie, en Tunisie et en France, c'est surtout en Italie, et particulièrement en Toscane, que l'on trouve des cépages aux goûts différents. Comme pour les vins, il existe aujourd'hui des crus d'huile d'olive et même une appellation d'origine contrôlée (AOC), celle, par exemple, de la vallée des Baux-de-Provence ou de Nyons. L'huile d'olive est aussi devenue l'objet d'un véritable culte, car elle aurait des propriétés bénéfiques grâce à la présence d'antioxydants naturels comme les polyphénols.

Les polyphénols sont une famille de composés alimentaires naturels liés aux végétaux, fruits et légumes, que l'on trouve également dans le thé et le chocolat. Très répandus dans la nature, ils compteraient plus de 4 000 molécules différentes. Dans les végétaux, ils contribuent aux qualités sensorielles, comme la couleur, l'arôme, l'amertume et le piquant. Les polyphénols ont des propriétés antioxydantes, mais ils ont aussi des inconvénients, car ils empêchent en partie l'absorption du fer et du manganèse. Dans l'huile d'olive, il existe des centaines de composés polyphénoliques, mais on a étudié uniquement 2 ou 3 d'entre eux. Quant à leur effet sur la santé, cela reste encore un mystère, malgré de très nombreuses publications scientifiques.

• L'huile de sésame

Ses atouts sont nombreux et son goût est prononcé. Très riche en acides gras insaturés, elle possède une teneur élevée en antioxydants ainsi que de la lécithine, bénéfique aux cellules nerveuses et cérébrales, et se consomme en cuisson comme en assaisonnement.

• L'huile de germe de blé

Elle est avant tout remarquable pour sa forte teneur en vitamine E (alpha-tocophérol) avec près de 154 mg pour 100 ml, une seule cuillerée à café permettant de couvrir les besoins journaliers en cette vitamine. Celle-ci lui confère un pouvoir antioxydant qui aide à lutter contre les radicaux libres et le vieillissement cellulaire. Elle est aussi une bonne source d'acides gras insaturés dont les fameux oméga 6 et 3. Enfin, l'huile de germe de blé contient des phyto-

ZOOM SUR L'HUILE DE LIN

Cette huile a fait l'objet de nombreuses controverses. Si cette huile est très riche en acides gras polyinsaturés, donc très intéressante pour couvrir nos besoins en oméga 3, son mode d'extraction à chaud et les composés cyanogéniques des graines de lin ont conduit à l'interdire pendant quelques années. Sa vente est de nouveau autorisée en France, dans des conditionnements opaques pour la préserver de la lumière. Attention, elle ne supporte pas la cuisson et doit sera donc toujours consommée crue.

stérols, qui ont une structure proche de celle du cholestérol. Ceux-ci se fixent sur les sites d'absorption du cholestérol au niveau de l'intestin et en limitent le passage dans le sang. Cette huile est produite à partir du germe de blé *Triticum vulgare*. Elle est de couleur jaune-brun, a une saveur très parfumée et une texture épaisse et onctueuse. En raison de sa richesse en acides gras insaturés, il est indispensable de la conserver au réfrigérateur et à l'abri de la lumière notamment. De même, elle sera à utiliser exclusivement pour l'assaisonnement à cru et déconseillée en cuisson.

• Les huiles combinées

Les huiles combinées associent plusieurs huiles de graines ou de fruits. La première, l'huile Isio 4®, sortie sur le marché il y a une dizaine d'années et largement copiée depuis avec différentes formules, est un mélange d'huile de tournesol, de colza, de pépins de raisins et d'Oléisol®, une huile de tournesol à haute teneur en acide gras mono-insaturé oléique, comme l'huile d'olive. Elle contient 10 % d'acides gras saturés, 60 % d'acides gras mono-insaturés, 30 % d'acides gras polyinsaturés, dont 28,1 % d'acides gras de la série oméga 6 et 1,9 % de la série oméga 3, ainsi qu'une dose importante de vitamine E, de l'ordre de 45 à 55 mg pour 100 g.

Les huiles combinées offre l'intérêt d'associer plusieurs huiles végétales différentes pour obtenir la composition en acides gras la plus performante pour les besoins de l'organisme. De plus, pour la première fois, certaines huiles sont

ZOOM SUR LES FRITURES

Un aliment plongé dans un bain de friture libère une partie de son eau tout en emmagasinant des lipides. Ainsi, une frite va prendre 10 à 15 % de son poids en huile. Certains aliments très riches en eau, comme la courgette, peuvent ainsi s'imprégner de 50 % de graisse. C'est pourquoi il vaut mieux limiter ce mode de cuisson.

Attention aussi aux fréquentes visites au fast-food ! L'huile utilisée dans ces « restaurants » est riche en acides gras saturés, voire en acides gras trans. La plupart affirment utiliser de l'huile de colza, réputée bonne pour la santé, mais ils l'utilisent sous une forme hydrogénée, donc riche en acides gras trans qui augmentent le taux de mauvais cholestérol et diminuent le bon cholestérol.

Est-ce que la friture altère la qualité des lipides ?

La friture n'altère pas la qualité nutritionnelle des lipides, mais elle provoque la formation de substances oxydées, dont certaines restent dans l'huile de friture. Plusieurs études ont montré que les huiles de friture ayant servi à préparer des aliments pour l'homme n'avaient présenté aucune toxicité quand elles avaient été administrées à des animaux.

Toutefois, il vaut mieux, par prudence, éviter de manger des aliments frits plus de deux fois par semaine, car ils sont très gras. Enfin, la température des bains de friture ne doit pas dépasser 180 °C et il est conseillé de changer l'huile toutes les 10 utilisations.

supplémentées en vitamine D, dont le risque de surdosage est très faible. Isio 4®, par exemple, en contient 5 µg (microgrammes) pour 100 g. Une cuillerée à soupe, c'est-à-dire 10 g, apporte 0,5 µg de vitamine D et couvre 10 % des apports nutritionnels conseillés quotidiennement. Isio 4® est la seule combinaison sur le marché français qui contienne de la vitamine D.

Destinée à l'assaisonnement, l'huile Isio Protect® apporte un mélange d'huile de colza, d'olive, de pépins de raisin et de tournesol. Elle contient de l'acide alpha-linolénique (précurseur de la série des W3) avec un rapport oméga 6/oméga 3 de 5. Ce mélange permet un gain de place : pas besoin de stocker trop de bouteilles d'huile à la maison. Isio Protect® contient aussi de la vitamine D.

• L'huile de paraffine

L'huile de paraffine est une huile minérale issue d'hydrocarbures. Elle est utilisée comme laxatif, mais aussi comme huile de régime, car elle n'est pas absorbée par le tube digestif. Elle ne doit pas être chauffée. De plus, son usage quotidien peut provoquer des carences en vitamines A, D, E, K (vitamines liposolubles) et entraîner dans les selles les sels minéraux et les oligoéléments de l'alimentation.

PAS D'HUILE DE PARAFFINE LE SOIR

Il ne faut pas consommer de l'huile de paraffine au dîner avant le coucher. En effet, la position allongée peut entraîner, chez certaines personnes, une remontée d'huile dans les bronches, par l'œsophage, et provoquer des paraffinomes, petites tumeurs qui peuvent avoir des conséquences respiratoires.

• Les « huiles » de coprah, de palme et de palmiste

Ces huiles ne ressemblent pas aux autres et devraient plutôt être appelées graisses, car elles ne sont pas fluides, mais solides à température ambiante, en raison de leur richesse en acides gras saturés. L'huile de coprah ou coco se vend en pains, tandis que l'huile de palmiste est peu répandue en France. Cependant, l'huile de palme est utilisée dans la restauration collective et dans de nombreuses préparations industrielles (plats cuisinés, gâteaux...), mélangée à d'autres huiles. En effet, ce sont des huiles moins chères que les huiles traditionnelles, mais elles ont l'inconvénient d'être riches en acides gras saturés et d'augmenter le taux de cholestérol sanguin. Il serait donc préférable de ne pas y recourir afin de ne pas augmenter les risques de maladies cardiovasculaires.

MES RECOMMANDATIONS

- Pivilégiez l'huile d'olive, de colza ou de noix pour les assaisonnements.
- Adoptez l'huile de tournesol pour les fritures.
- Optez pour les huiles combinées en cas de risque cardiovasculaire.

4 Mon programme nutrition

Si vous lisez ce livre, c'est sans doute que vous avez conscience de ne pas faire ce qu'il faudrait pour prendre soin de votre santé. Peut-être mangez-vous beaucoup de plats industriels. Ou encore vous adorez grignoter beaucoup de choses sucrées, ce qui vous a peut-être conduit à une prise de poids ou à des désordres physiques ? Avec le programme que je vous propose, il n'est pas nécessaire de tout changer du jour au lendemain. Bien sûr, si vous souhaitez et pouvez modifier vos habitudes alimentaires, je ne peux que vous y encourager. Mais il est souvent difficile de tout bouleverser d'un coup quand on mène de front une vie professionnelle intense et une vie de famille très prenante. J'ai plutôt donc eu à cœur de vous suggérer 3 niveaux de changements pour aborder l'alimentation saine plus facilement.

■ PHASE 1 : CHANGER SANS RIEN CHANGER

La première étape vers l'alimentation santé, surtout pour ceux et celles qui « partent de loin » et les divers adeptes des fast-foods et plats industriels, consiste à… ne rien changer ! Si, si ! Pour s'initier à de nouveaux goûts, et à de nouveaux réflexes, il suffit d'AJOUTER à son alimentation les aliments santé issus des 3 groupes dont nous avons parlé plus haut (fibres, micro-nutriments et super-aliments, respectivements pages 29, 48 et 64). Cela vous permettra de prendre de nouvelles habitudes d'achat, de fréquenter des magasins différents, de prêter plus d'attention au choix de vos aliments et d'initier votre palais à de nouvelles saveurs.

Par exemple, si vous avez l'habitude de manger une assiette de pâtes avec une tranche de jambon au déjeuner, puis de prendre une part de gâteau, le programme va consister à ajouter 2 éléments figurant parmi tous ceux des 3 groupes. Par exemple : ajoutez à ce repas des brocolis et un fruit. Le repas devient immédiatement plus intéressant sur le plan nutritionnel et pour la santé.

Objectif : introduire dans chaque repas 1 aliment du groupe « fibres » et 1 aliment du groupe « micro-nutriments ».

Quelques exemples

– **Un café et un croissant** > j'ajoute des noisettes ou amandes, et un vrai fruit pressé AVEC la pulpe (choisi dans notre sélection).

– **Des gâteaux secs et un yaourt** > j'ajoute des baies dans le yaourt et je préfère des biscuits aux céréales.

– **Du riz blanc et un poisson pané + un yaourt** > j'ajoute une salade de chou avec de l'huile de noix, et du curry dans le riz.

- **Un steak-frites et un flan** > j'ajoute un bol de salade MÉLANGÉE avec des herbes ou des épices et un assaisonnement à l'huile de colza ou sésame à côté.
- **Des tomates et du concombre, une pizza et un dessert lacté** > j'ajoute aux crudités de la betterave ou de l'avocat et je les parsème de graines de chia.
- **Formule sandwich/pâtisserie** > j'ajoute un verre de gaspacho ou un jus de tomate aux herbes.
- **Une assiette de pâtes au parmesan et une compote** > j'ajoute un coulis de tomate et une poignée d'amandes à croquer et/ou des raisins secs dans la compote.
- **Moussaka puis une crème dessert** > je renforce en épices la moussaka et j'ajoute une salade de champignons avec de l'huile de noix ou colza en entrée et 3 ou 4 baies type cassis, même séchées.

■ PHASE 2 : JOUER À REMPLACER

La deuxième phase de ce programme consiste à remplacer certains aliments, qu'ils soient ou non néfastes pour la santé, par leur version plus « saine ». Par exemple, si vous mangez déjà équilibré, avec des fruits et des légumes, des féculents et pas trop de viande, ni de graisses ni de sucre (bravo !), le jeu va consister à trouver des équivalents encore meilleurs. Vous pouvez ainsi troquer le pain blanc contre du pain complet, choisir des légumes plus riches en nutriments, des fruits plus riches en antioxydants, etc. On a souvent tendance à manger les mêmes choses, par habitude, surtout quand on a le sentiment de « bien manger ».

L'idée n'est donc pas de tout reprendre de zéro ou de ne plus manger de concombre ou de pomme sous prétexte qu'ils sont moins « intéressants » que d'autres, mais de changer souvent pour varier au maximum.

Objectif : manger, tous les jours de préférence, sinon au moins 3 fois par semaine, 3 aliments du groupe « fibres », 2 aliments du groupe « micro-nutriments » et 1 super-aliment.

Quelques exemples

- **Je mange des pâtes blanches** > j'en choisis des complètes ou à base d'autres céréales (pâtes de pois cassés, pâtes d'épeautre, pâtes de sarrasin, en magasin bio) OU je les remplace 3 fois par semaine par des légumineuses (lentilles…).
- **Je fais des gâteaux à base de farine raffinée** > j'achète des farines complètes, de blé T110, de pois chiches, de soja, châtaigne…
- **Je mange souvent une salade tomates/maïs/concombre/vinaigrette** > 1 fois sur 2, je change pour de l'avocat, des pois chiches, du quinoa, des lentilles et de l'huile de colza.
- **Je fais des crêpes complètes sarrasin/œuf/jambon/fromage râpé** > j'achète des œufs bio, j'ajoute des champi-

gnons et oignons (si on aime) et des graines de lin par exemple.

– **Je bois un jus d'orange en brique le matine** > je le troque un smoothie banane/kiwi/raisins, ou bien carottes/gingembre/citron, ou encore carottes/gingembre/citron, ou un jus de cranberries ou grenade.

– **Je mange souvent une entrecôte avec des haricots verts et une mousse au chocolat le midi** > j'opte pour des protéines végétales avec un steak de tofu (soja), ou 1 tranche de foie de veau de temps en temps, du riz complet et une salade de fruits vanillée ou avec des copeaux de noix de coco fraîche.

– **J'adore les salades composées** > j'y intègre du chou, des graines germées, ou je les saupoudre de poudre de jus d'herbe ou de différentes herbes.

– **Je ne prends qu'un café le matin** > j'incorpore petit à petit de la chicorée et je complète avec 1 poignée d'amandes (maxi 20 g).

– **Je troque mon lait du matin contre** > un lait fermenté avec 1 petite cuillerée de cacao.

– **Je ne peux pas me passer de mes tartines beurrées** > j'opte pour du pain complet, intégral ou aux graines, et je remplace le beurre par une purée de noisettes ou amandes, ou même de beurre de cacahuètes à la façon américaine, car les graines sont meilleures.

■ PHASE 3 : AMÉLIORER ET ENLEVER

À ce stade, vous avez envie d'une alimentation vraiment parfaite, où l'on trouve uniquement des aliments intéressants et pas d'aliments néfastes. Exit donc les « écarts ». Toute votre attention est tournée vers ce nouveau mode d'alimentation sain. Non pas que vous n'alliez plus jamais vous rendre au restaurant ni prendre de dessert ! Mais vous allez changer toutes vos habitudes pour de nouveaux réflexes. Un petit creux ? Avant, vous auriez tendu la main vers le paquet de gâteaux (peut-être bio et à la farine complète), mais vous allez avoir l'envie et la motivation de vous faire un smoothie avec des noix. Vous voulez le carburant le plus luxueux qui soit pour faire de votre voiture une Ferrari.

Objectif : éliminer les aliments néfastes ou dépourvus de qualités nutritionnelles au profit, systématiquement, de repas 100 % sains, bourrés d'éléments très riches en antioxydants, minéraux, etc.

Quelques exemples

- **Exit l'huile de palme, et on limite les graisses animales** : décortiquez les étiquettes pour choisir les aliments qui n'en contiennent pas. Vous privilégiez toujours en assaisonnement les huiles de bonne qualité : colza, noix, noisettes, sésame, tournesol, germe de blé…
- **Adieu pain blanc et féculents raffinés :** la baguette n'apportant ni vitamines, ni minéraux, ni fibres, vous

l'oubliez définitivement au profit de pain complet, intégral, au son ou pumpernickel. Vous préférez les féculents complets et consommez au moins 2 fois par semaine des légumineuses.

– **Vos repas sont composés presque exclusivement d'aliments des groupes « fibres »,« micro-nutriments» et « super-aliments »**, les fruits et légumes ne sont absents d'aucun repas !

– **Les pauses-café ou les en-cas sucrés et gras sont oubliés ou exceptionnels :** vous privilégiez chicorée ou thé vert, vous avez toujours sous la main un mélange de noix, de baies et de fruits séchés (votre entourage s'inquiète, mais vous savez que vous avez raison !), OU 1 carré de chocolat noir à 70 % de cacao minimum.

– **Vous ne mangez plus de viande rouge que 3 fois par semaine au maximum**, car vous privilégiez la variation avec les protéines végétales, les œufs (bio), les crustacés et la viande blanche.

– **Comme vous êtes gourmand(e), vous faites vous-même vos gâteaux**, mais plutôt *banana bread* (pain à la banane) que fondant au chocolat, pour lequel, quand vous en faites un, vous utilisez des farines complètes, du cacao extra et des graines et noix concassées.

– **Vous avez pris l'habitude de consommer régulièrement des graines germées** et avez même fait l'acquisition d'un germoir maison.

– **Les épices et fines herbes font partie de tous vos repas !** Vous avez une petite jardinière sur votre balcon, le rebord de la fenêtre, ou vous en avez planté dans votre jardin.

– **Votre blender est votre meilleur allié** pour réaliser des veloutés santé et des smoothies en un tournemain.

– **Exit le côté exclusif des fast-foods, sandwicheries...** pour la pause-déjeuner. Vous varierez avec une belle saladerie (les artisans sont parfois surprenants), un traiteur japonais avec une belle salade de chou ou vous vous préparez une belle recette super-aliments proposée ci-dessous.

Je m'y mets !

Pour vous aider, voici des listes dans lesquelles il vous suffit de piocher pour varier votre alimentation et mettre au point vos menus (vous trouverez aussi des recettes pages 118-132). Cela peut vous impressionner au début et peut-être redoutez-vous que ces aménagements vous demandent beaucoup d'efforts, mais il suffit en réalité de pas grand-chose pour que votre alimentation soit équilibrée. Si vous prenez l'habitude de faire des salades ou des plats mixtes ou d'associer les différents groupes d'aliments à privilégier dans un sandwich, il vous sera très facile d'y incorporer tous les bonus santé que vous aurez sous la main. Quelques pois chiches mélangés à des lentilles ou à du riz complet, des feuilles d'épinard en guise de salade, quelques noix et baies, des herbes, une vinaigrette à l'huile de colza, et voilà un super-repas, plein de bons nutriments !

On finit avec un yaourt mélangé à des céréales complètes avec un kiwi et le tour est joué. Vous avez presque atteint les apports journaliers recommandés !

■ LES FIBRES

Fruits : bananes, pommes, oranges, poires, citrons, pamplemousse, clémentines, pêches, mangues, abricots, melons, prunes, kiwis, fruits de la passion, lytchis, ananas, grenades

Légumes : tomates, courgettes, aubergines, champignons, artichauts, avocats, citrouilles, courges, asperges, carottes, maïs, poivrons, patates douces…

Crucifères et choux : brocoli, betterave, radis, chou rouge, chou blanc, chou kale, chou de Bruxelles, chou chinois, chou-fleur, radis noir, feuilles d'épinard, navet, cresson…

Céréales non raffinées : riz brun, orge, blé complet, millet, épeautre, quinoa, sorgho, farine de maïs complète, riz sauvage, sarrasin, boulgour (froment concassé), amarante, farro…

Pois et légumineuses : lentilles corail, vertes ou noires, haricots rouges, verts, flageolets, haricots coco, edamame (haricots verts japonais), fèves, pois cassés, pois chiches, graines de soja, arachide…

Le best of des fibres

Sarrasin, grenade, champignons, patate douce, brocoli, betterave, lentilles, chou rouge, pois chiches, avocat.

LES MICRO-NUTRIMENTS

Épices : cannelle, piment, girofle, cumin, gingembre, safran, curcuma, ail, oignon, citronnelle, moutarde, sauge…

Graines : courge, tournesol, sésame, chia, lin, anis, nigelle, pavot, chanvre, moutarde…

Herbes : origan, laurier, thym, romarin, persil, coriandre, ciboulette, menthe, aneth…

Noix : noisettes, noix, amandes, noix de macadamia, de coco, pistaches…

Baies : açaï, cassis, myrtilles, cranberries, mûres, baies de goji, raisins, acérola, dattes, argousier, sureau…

Le best of des micro-nutriments

Ail, oignon, curcuma, safran, gingembre, graines de lin, de sésame, de chia, de courge, laurier, coriandre, romarin, amandes, noix, noix de cajou, noisettes, baies de goji, myrtilles, cranberries.

LES SUPER-ALIMENTS

Le best of des super-aliments

Lait fermenté, graines germées, jus d'herbe, grenade, cacao, acérola, champignons, noix du Brésil, lentilles, chicorée, foie de veau, abricot, vanille, spiruline.

5 Mes 15 recettes santé faciles

Entrées

Salade pleine forme. On profite des fibres et protéines végétales des lentilles et pois chiches associées à un cocktail antioxydant avec les carottes et le céleri riches en provitamine A, l'orange pour sa vitamine C, ce potentiel étant boosté par l'ajout de graines, d'herbes et épices !

Pour 2 personnes : 50 g de lentilles noires • 50 g de pois chiches • 2 carottes • 1 branche de céleri • 1 orange • 2 branches de coriandre fraîche • 10 noix de cajou non salées • 1 oignon rouge • 1/2 cuil. à café de curcuma • quelques grains de cumin • 1 cuil. à soupe de vinaigre de cidre • 1 cuil. à soupe d'huile combinée

- Dans une casserole, mettre les lentilles avec 3 fois leur volume d'eau et cuire jusqu'à absorption complète. Laisser refroidir.
- Dans une autre casserole, cuire les pois chiches de la même façon. Laisser refroidir.
- Peler et râper les carottes, couper la branche de céleri en petits tronçons.
- Peler l'orange à vif et récupérer les quartiers de pulpe.
- Peler et émincer l'oignon.

- Dans un saladier, mélanger lentilles, pois chiches, carottes râpées. Ajouter la coriandre ciselée, le curcuma, le vinaigre de cidre et l'huile, et mélanger intimement.
- Sur assiette, dresser ce mélange assaisonné, puis décorer de pétales d'orange et parsemer de noix de cajou concassées et de grains de cumin.

Assiette bien-être digestif. Des fibres solubles, grâce à la betterave crue et à la pomme, et le bonus probiotique du yaourt au bifidus. Vient s'ajouter un concentré d'oméga 3 avec l'huile de noix, les maquereaux, les noix et la spiruline.

Pour 2 personnes : 200 g de betterave rouge crue • 100 g de filets de maquereau sans arêtes • 1 pomme granny • 1/2 citron • 20 g de noix • 1 cuil. à soupe d'huile de noix • 1 yaourt au bifidus • 1 beau bouquet d'herbes fraîches • 1 cuil. à soupe de spiruline en poudre

- Laver la betterave, la peler et la couper en fines lamelles à la mandoline.
- Couper la pomme en 2, retirer le trognon et les pépins. La couper à la mandoline en conservant la peau.
- Couper les filets de maquereau en fines lanières.
- Sur assiette, alterner les lamelles de betterave, de pomme granny en rosace. Décorer de lanières de maquereau. Citronner et réserver au frais.
- Rincer les herbes. Mixer avec l'huile, le yaourt et la spiruline. Saler modérément.

- Dresser 1 quenelle de crème aux herbes et spiruline au centre des assiettes et terminer avec les noix concassées.

Taboulé trop chou. Les crucifères bourrés d'antioxydants et aux propriétés anticancer sont au cœur de cette recette qui détrône largement le taboulé classique !

Pour 2 personnes : 1/4 de chou rouge • 1/2 chou-fleur • 1 tige de brocoli • 200 g de fèves fraîches • 2 branches de menthe fraîche • 20 g de raisins secs • 1 pincée de ras el-hanout • 2 tomates • 2 gousses d'ail • 1 cuil. à soupe d'huile de lin • 1/2 grenade • 1/4 de citron

- Laver les tomates et les couper en petits dés en conservant bien la pulpe.
- Récupérer la pulpe de la grenade et mélanger avec les tomates.
- Peler et écraser les gousses d'ail. Ajouter au mélange précédent.
- Arroser d'huile de lin et de jus de citron et réserver au frais.
- Cuire les fèves à la vapeur. Laisser refroidir.
- Laver les choux et les râper finement avec une râpe à légumes.
- Mélanger cette fine semoule de choux avec les fèves, et la menthe ciselée et les raisins secs. Ajoutez 1 pincée de ras el-hanout.
- Servir avec la sauce vierge tomate/grenade.

Bruschetta. En choisissant un pain extrêmement rassasiant et riche en fibres, couplé à nos aliments pro-antioxydants avec l'avocat source d'oméga 6 et vitamine E et l'œuf riche en vitamine A, on fait un choix santé qui remplacera avantageusement un sandwich !

Pour 2 personnes : 2 grandes tranches (2 x 50 g environ) de pain noir (vollkornbrot ou pumpernickel) • 2 œufs • 1 avocat bien mûr • 2 tomates • 1/4 de radis noir • 1 gousse d'ail • 1/2 citron vert • 1 cuil. à soupe de vinaigre balsamique • quelques feuilles de basilic frais • 1 pincée de cumin • 1 pincée de paprika • 1 cuil. à soupe de graines de chia

- Passer légèrement les tranches de pain au grille-pain.
- Laver les tomates et les couper en petits dés. Ajouter le vinaigre et le basilic ciselé. Réserver.
- Peler le radis noir et le couper en fines rondelles à la mandoline. Peler et écraser la gousse d'ail.
- Pocher les œufs un à un, dans unc grande casserole d'eau frémissante, en resserrant bien le blanc autour du jaune. Égoutter et laisser tiédir.
- Couper l'avocat en deux, éliminer le noyau et écraser la pulpe. Ajouter l'ail écrasé, les épices, le jus de citron.
- Sur les tranches de pain, disposer les rondelles de radis, puis la purée d'avocat épicée.
- Ajouter la brunoise de tomate égouttée, l'œuf poché, et décorer de graines de chia.

Velouté fibres et oméga +. Les oméga 6 du lait de coco, de l'huile d'olive et des graines de sésame, aux propriétés anti-inflammatoires, sont les top santé de cette recette ! Le concentré de fibres aura une action prébiotique.

Pour 2 personnes : 4 carottes • 1 morceau (2 cm) de racine de gingembre frais • quelques feuilles de coriandre fraîche • 2 cuil. à soupe de lait de coco • 2 pincées de sel au céleri • 50 g de farine de pois chiches • 2 cuil. à café d'huile d'olive • 100 ml d'eau • poivre, 1 pincée de sel • 1 cuil. à soupe de graines de sésame noir

- Laver et peler les carottes. Cuire à la vapeur.
- Pendant ce temps, mélanger la farine avec l'eau et l'huile pour obtenir une pâte épaisse. Saler, poivrer et ajouter les graines de sésame.
- Faire chauffer 1/2 cuil. à café d'huile dans une petite poêle. Verser une fine couche de préparation et laisser cuire sur les 2 faces jusqu'à ce que la galette devienne bien croustillante. Renouveler l'opération en ajoutant à chaque fois une petite quantité d'huile.
- Réserver ces croustillants.
- Mixer les carottes et le gingembre avec le lait de coco et le sel de céleri.
- Servir le velouté épais dans des assiettes creuses avec les croustillants au sésame.

Plats

Assiette bolo'santé. Les protéines de soja texturées ainsi cuisinées remplacent haut la main le bœuf haché habituel. Une réduction des protéines animales tout en saveurs. Le boulgour, blé complet concassé associé aux légumes, détrône également largement les pâtes raffinées !

Pour 2 personnes : 50 g poids sec de boulgour • 100 g de protéines de soja texturées • 4 cuil. à soupe de coulis de tomate • 1 cube de bouillon de légumes • 1 branche de romarin • 2 tiges de brocolis • 4 tomates confites • 1 oignon rouge • 1 cuil. à soupe de graines de lin • 1 cuil. à soupe d'huile de soja

- Émietter le cube de bouillon de légumes dans 300 ml d'eau. Faire bouillir en veillant bien à la dissolution complète du cube.
- Verser sur les protéines de soja réparties dans un plat. Laisser 10 minutes, puis égoutter (garder le bouillon) et laisser poser les protéines qui vont continuer à gonfler.
- Cuire le boulgour dans une grande casserole d'eau bouillante agrémentée du bouillon de légumes.
- Récupérer les fleurettes de brocoli et cuire à la vapeur.
- Peler et émincer l'oignon. Le faire revenir dans une poêle avec l'huile de soja. Ajouter les protéines de soja, puis le coulis, les tomates confites et le romarin.
- Égoutter le boulgour et mélanger avec les graines de lin.
- Dresser sur assiette avec au centre la bolognaise végétale.

Ma formule bistrot viande light. Une poêlée de légumes au beurre avec des boulettes de viande, quoi de plus classique ? On vient ici booster l'apport en fibres avec le quinoa, les pois chiches, les aromates et les légumes, et on améliore le profil lipidique en réduisant les graisses animales au profit de l'huile de tournesol et des arachides !

Pour 2 personnes : 100 g de viande hachée à 5 % de MG • 30 g poids sec de quinoa • 30 g poids sec de pois chiches • quelques feuilles de coriandre fraîche • 1 cuil. à soupe de sauce soja • 1 échalote • 1/2 cuil. à café de paprika • 250 g de haricots mange-tout • 250 g de champignons • persil frais • 1 cuil. à soupe d'huile de tournesol • 1 cuil. à soupe d'arachides grillées non salées • 1/2 oignon

- Cuire le quinoa avec 3 fois son volume d'eau jusqu'à absorption complète.
- Cuire les pois chiches au moins 30 minutes dans 5 fois leur volume d'eau, puis les mixer avec la viande hachée, la coriandre, l'échalote, la sauce soja et le paprika.
- Réaliser des boulettes, puis les rouler dans le quinoa.
- Cuire sur une feuille de papier cuisson au four à 200 °C pendant 30 minutes en retournant à mi-cuisson. Terminer avec 5 minutes sous le gril.
- Pendant ce temps, dans un wok avec l'huile de tournesol, faire revenir doucement l'oignon, puis ajouter les haricots et les champignons émincés. Cuire en remuant régulièrement, en conservant les légumes légèrement croquants.

- Servir décoré de persil ciselé et d'arachides concassées, et accompagné des boulettes viande light.

Assiette super-aliment. Le foie de veau est l'un des seuls aliments d'origine animale à figurer dans nos top listes grâce à son exceptionnelle teneur en éléments nutritifs. En dosant sa quantité et en le complétant par des graines riches en oméga 3 et oméga 6 et en fibres, on contrebalance largement sa richesse en cholestérol.

Pour 2 personnes : 160 g de foie de veau (2 tranches) • 4 petits artichauts violets • 50 g poids sec de pilpil • 2 gousses d'ail • 1 poignée d'alfalfa • quelques feuilles de basilic frais • 1 cuil. à café d'huile d'olive • 10 g de noix non salées • 10 g de noisettes non salées • 10 g de pistaches non salées

- Couper les petits artichauts en 4 et cuire à la vapeur.
- Peler et écraser l'ail. Mélanger avec l'huile d'olive et le basilic ciselé.
- Cuire le pilpil dans 3 fois son volume d'eau.
- Pendant ce temps, poêler le foie de veau à sec dans une poêle à revêtement antiadhésif.
- Piler les graines, recouvrir le foie de veau et le passer 5 minutes sous le gril du four.
- Dresser le pilpil, les artichauts, l'alfalfa. Napper d'huile parfumée. Terminer avec le foie de veau croustillant.

Farcis antioxydants. L'aubergine contient des pigments anthocyanes (750 mg pour 100 g), fortement antioxydants. Tout comme les câpres, qui en sont particulièrement riches avec 181 mg pour 100 g, elle contient aussi de la quercétine, un antioxydant puissant qui appartient à la classe des flavonoïdes. De nombreuses études relaient ses bénéfices santé nombreux.

Pour 2 personnes : 1 aubergine • 50 g poids sec d'amarante • 1 tomate • 1 poivron rouge • quelques feuilles de basilic • 1 branche de thym • 1 cuil. à café de câpres • 1 cuil. à soupe d'huile d'olive • 1 cuil. à soupe de pignons de pin • 1/4 de céleri-rave • 1 pincée de cumin • 100 ml de lait fermenté • 1 branche de persil plat • sel, poivre

- Cuire l'amarante dans un grand volume d'eau bouillante légèrement salée.
- Pendant ce temps, peler et épépiner le poivron. Couper la tomate en dés.
- Dans une poêle, faire revenir les poivrons avec l'huile d'olive, puis ajouter les dés de tomate et les câpres.
- Hors du feu, ajouter le basilic ciselé, les pignons et mélanger avec l'amarante.
- Couper l'aubergine en 2, éliminer la partie centrale avec les pépins.
- Farcir chaque moité de la préparation à l'amarante et cuire 45 minutes au four à 180 °C, dans un plat avec un fond d'eau et la branche de thym.

- Pendant ce temps, peler le céleri, le couper en dés et cuire dans une casserole avec un fond d'eau et le lait fermenté.
- Une fois le céleri bien fondant, mixer finement avec le persil et le cumin. Saler et poivrer. Ajuster l'eau pour obtenir un coulis assez fluide.
- Servir l'aubergine farcie nappée de coulis au céleri.

Mon velouté complet. Le potimarron est une des meilleures sources de bêtacarotène, que l'on booste ici avec l'ajout de curcuma. Les soba sont une source de protéines végétales ; en les associant au tofu et aux noisettes, on obtient un velouté complet et totalement équilibré !

Pour 2 personnes : 500 g de potimarron • 1 oignon • 1/2 cuil. à café de curcuma • 40 g de soba • 100 g de tofu • 20 g de noisettes • quelques brins de ciboulette • 1 cuil. à café d'huile de soja • sel, poivre

- Peler et émincer l'oignon. Le faire revenir dans le fond d'une cocotte avec l'huile de soja.
- Saupoudrer de curcuma et laisser dorer quelques minutes, puis couvrir avec 1/2 litre d'eau.
- Peler le potimarron et éliminer les pépins. Ajouter dans la cocotte, saler, poivrer et laisser cuire 20 minutes.
- Pendant ce temps, couper le tofu en petits dés.
- Cuire les soba dans un grand volume d'eau salée pendant 5 minutes maximum, puis les rincer à l'eau froide.

- Concasser les noisettes et les dorer à sec dans une poêle sans matière grasse.
- Rincer et ciseler la ciboulette.
- Mixer le potage finement et si nécessaire faire réchauffer afin qu'il soit très chaud. Ajouter les soba et les dés de tofu.
- Décorer de noisettes torréfiées, de ciboulette ciselée et déguster aussitôt.

Desserts

Ma super-pomme cuite. Si la pomme est déjà connue pour ses vertus antioxydantes et les fibres douces qu'elle contient (pectine), on vient ici la booster avec nos super-aliments que sont les fruits secs, les baies, les graines et le bonus chocolat noir !

Pour 2 personnes : 1 pomme Canada • 2 figues séchées • 1 cuil. à café de baies de goji • 10 g de noix du Brésil • 200 ml de jus de cranberries • 15-20 g de chocolat noir à 85 % de cacao • 2 pincées de cannelle

- Laver la pomme (ne pas la peler), la couper en 2 dans la hauteur et éliminer le trognon. Puis évider en conservant la pulpe.
- Cuire la pulpe avec le jus de cranberries et la cannelle à feu doux jusqu'à obtention d'une compotée.
- Couper les figues en petits morceaux et mélanger avec les baies de goji.

- Concasser les noix du Brésil et les faire dorer dans une poêle à sec.
- Préchauffer le four à 180 °C.
- Mélanger la compotée de pomme/cannelle/cranberries avec les baies et les dés de figue. Garnir la pomme et enfourner 30 minutes.
- Pendant ce temps, râper le chocolat.
- À la sortie du four, parsemer les pommes de noix torréfiées et de chocolat noir râpé.

Smoothie vitalité. En plus de fruits savamment sélectionnés pour leur richesse en fibres, minéraux et vitamines, on ajoute de l'eau de coco riche en oligoéléments.

Pour 2 personnes : 1 mini-banane exotique • 200 g d'ananas • 100 g de cassis • 1/2 citron vert • 150 ml d'eau de coco • 20 g de noix de coco fraîche • 2 cm de gousse de vanille

- Peler la banane et l'ananas, rincer le cassis, presser le citron.
- Mixer l'ensemble avec l'eau de coco et les grains de vanille.
- Réaliser de gros copeaux de coco avec un économe.
- Servir le smoothie bien frais, décoré de pétales de coco.

Crumble fibres gourmandes. Les abricots secs sont un des aliments les plus riches en bêtacarotène avec plus 4 000 µg pour 100 g. On associe à cela une teneur en fibres remarquable couplée au coing, au muesli et à la poudre d'amandes, afin de booster la flore intestinale.

Pour 2 personnes : 2 coings • 6 abricots secs • 40 g de muesli floconneux • 20 g de poudre d'amandes • 20 g de sucre roux • 1 cuil. à soupe d'huile de tournesol • 1/2 cuil. à café de cannelle

- Préchauffer le four à 180 °C (th. 6).
- Laver, peler puis épépiner les coings. Les couper en petits dés.
- Les faire poêler dans une casserole avec un fond d'eau pendant 15 minutes. Ajouter de l'eau si nécessaire
- Couper les abricots secs en 2.
- Dans une jatte mélanger le muesli, la poudre d'amandes, le sucre roux, l'huile de tournesol, puis ajouter la cannelle.
- Dans 2 petits ramequins, répartir les dés de coings cuits, les abricots secs, puis recouvrir du crumble muesli-amande.
- Passer au four pendant 25 minutes environ.

Mon dessert énergie. Les fruits exotiques sont des champions de la vitamine C ! Dans ce coulis cru, on prend soin de préserver cette vitamine sensible à la cuisson.

Les grains de fruits de la passion et la noix de coco vont avec leurs fibres stimuler la flore intestinale.

Pour 2 personnes : 40 g de tapioca • 200 ml de lait de coco • 1/4 de gousse de vanille • 1/2 mangue • 2 fruits de la passion • 2 cuil. à café de noix de coco râpée

- Peler la mangue et la détailler en morceaux.
- Mixer les dés de mangue, puis mélanger avec la pulpe des fruits de la passion.
- Réserver au réfrigérateur.
- Porter à ébullition le lait de coco, 100 ml d'eau et la gousse de vanille grattée.
- Retirer la gousse, puis ajouter le tapioca en pluie et laisser cuire à feux doux pendant 10 à 15 minutes en remuant de temps en temps.
- Mettre le tapioca au lait de coco dans 2 verrines, les placer 2 heures au réfrigérateur.
- Au moment du service, répartir le coulis exotique dans les verrines et décorer de noix de coco râpée.

Mug cake santé. On oublie la farine de blé raffinée, le beurre et le sucre blanc ! Pour laisser place aux protéines végétales et aux fibres apportées par la farine de sarrasin et le son d'avoine.

Pour 2 personnes : 100 g de tofu soyeux • 30 g de farine de sarrasin • 20 g de sucre de fleur de coco • 20 g de chocolat noir à 85 % de cacao • 2 cuil. à café de chicorée en poudre •

15 g de noix • 2 cuil. à soupe de son d'avoine • 1 cuil. à café de levure

- Fouetter le tofu soyeux et le sucre, afin d'obtenir un mélange lisse.
- Ajouter la farine, la levure, puis la chicorée et le son.
- Faire fondre le chocolat, concasser les noix.
- Les ajouter à la préparation et répartir celle-ci dans 2 mugs ou grandes tasses.
- Les placer au four à micro-ondes et cuire 2 minutes environ. À déguster à la cuillère.

6 Toutes les réponses à vos questions

Comment bien choisir ses œufs

Saviez-vous que les œufs sont obligatoirement numérotés en fonction de la qualité de l'élevage d'où ils proviennent ? Vous avez peut-être déjà vu des images de volailles élevées en cage, qui couvent sans jamais voir la lumière du jour, et vous aimeriez mieux choisir vos œufs ! C'est très simple, il suffit de regarder le numéro sur la boîte ou sur un œuf pour savoir à quelle catégorie il appartient. Quand ils sont bio, issus de poules élevées en liberté et en plein air, les œufs contiennent jusqu'à 2 fois plus de bons acides gras et 3 fois plus de vitamines. Même s'ils sont un peu plus chers, cela vaut le coup de les acheter pour avoir une protéine animale de plus haute qualité, en plus de l'aspect éthique…

Prenez l'habitude de choisir les n° 0 ou n° 1 :

œuf de poules **élevées en plein air** *(agriculture bio)*	0	Au moins 2,5 m² de terrain extérieur par poule et alimentation bio
œuf de poules **élevées en plein air**	1	Au moins 2,5 m² de terrain extérieur par poule
œuf de poules élevées au sol	2	Élevage intensif (à l'intérieur mais sans cage) avec 9 poules par m²
œuf de poules élevées en cage	3	Élevage en cage avec 18 poules par m²

Faut-il manger bio ?

Il ne « faut » rien, mais s'il n'est pas pour l'instant prouvé scientifiquement que l'alimentation bio est de meilleure qualité nutritionnelle, elle contient en revanche indiscutablement moins de substances nocives : pas de pesticides, ni d'engrais, ou moins en tout cas que les fruits, légumes et céréales arrosés de particules chimiques nocives, qui restent dans les premières couches, parfois même après l'épluchage. Pire, la concentration en pesticides se démultiplie quand on fait sécher les aliments qui sont à la base riches en eau et en fibres. En ce qui concerne la viande, en plus de l'aspect éthique des conditions d'élevage et d'abattage, sa production à échelle industrielle, incluant des traitements antibiotiques répétés et une alimentation des bêtes de faible qualité, nuit bien sûr à la qualité finale, tant sur le plan nutritionnel que gustatif.

Sans forcément passer au « tout bio », voici les aliments qui méritent d'être consommés bio. D'abord, toutes les céréales complètes, car elles contiennent encore l'enveloppe du grain et c'est précisément là que se fixent les pesticides. Légumes secs et céréales complètes méritent donc d'être choisis bio. Du côté des légumes frais, les salades sont particulièrement porteuses de produits chimiques, notamment des insecticides neurotoxiques, et les pommes de terre assimilent tellement les pesticides qu'elles peuvent encore en contenir après épluchage et lavage. Achetez vos patates bio, en plus vous pourrez manger leur peau !

Le régime végétarien est-il meilleur pour la santé ?

Si de nombreuses études ont démontré que nous mangeons trop de viande – rouge et blanche – et que cela induit des maladies cardiovasculaires et du cholestérol, ce qui est surtout prouvé et constitue la raison d'être de ce livre, c'est qu'un régime à dominante végétale et céréalière améliore considérablement des pathologies existantes et reste bénéfique à la santé en général. Trop de protéines animales, et c'est la constipation, les colites à bas bruit ou les douleurs intestinales récurrentes. Trop de glucides rapides type pain, riz blanc, pâtes, pâtisseries, sucreries, et ce sont de potentielles diarrhées et ballonnements, mais aussi une plus grande capacité à prendre du poids et peut-être une probabilité plus grande, je dis bien une probabilité, de développer certaines maladies cancéreuses. Vous le savez, je suis contre les régimes « sans » : l'idéal est donc d'ajouter à son alimentation des aliments à haut pouvoir antioxydant, riches en nutriments et en fibres, tout en conservant des aliments plaisir. Si la viande en fait partie, diminuez la quantité et la fréquence au profit de la qualité, en allant plutôt à la boucherie qu'au supermarché, et en la consommant non transformée (plutôt une escalope qu'une saucisse).

L'exclusion d'un aliment reste toujours une mauvaise chose, car chacun d'entre eux contient une propriété. Cependant il s'agit de tester la notion de bénéfice/risque, ce qui a entraîné les mesures que nous préconisons dans ce livre. De surcroît, je reste le partisan d'une approche holistique, incluant l'intégration du corps humain à l'environnement de notre planète. Je maintiens que nous nous en nourrissons, comme nous finirons par la nourrir de notre propre corps une fois notre temps de vie écoulé.

Que penser du régime alcalin ?

Ce régime controversé part d'un constat : le corps humain contiendrait trop d'acidité, ce qui engendre fatigue, stress, douleurs, ostéoporose (l'acidification pousserait à utiliser le calcium de l'os)... et prise de poids.

Dans cette méthode, on considère que tous les aliments que nous mangeons, selon qu'ils appartiennent à la famille des acides ou à la famille des bases (de nature alcaline, par opposition aux éléments acides), ont un effet sur le pH de l'organisme, mesurable dans le sang ou les urines. Le but est d'atteindre l'équilibre acido-basique *via* l'alimentation, pour prévenir les risques cardiovasculaires et favoriser un bon état de santé générale.

Les adeptes de ce régime classent les aliments en deux catégories : acidifiants ou alcalinisants, en tenant compte de leur teneur en protéines et en certains minéraux, mais aussi de la nature de leurs déchets métaboliques. L'objectif est de manger 2/3 d'aliments alcalinisants et 1/3 d'acides à chaque repas.

Aliments les plus acidifiants, à limiter fortement

– les produits industriels ;

– les viandes, poissons et œufs (qui contiennent chlore, soufre et phosphore acidifiants et génèrent beaucoup de déchets acides) ;

– les produits sucrés ;

– les boissons alcoolisées et caféinées.

Aliments les plus alcalinisants, à privilégier

– les fruits (frais et secs) et légumes qui sont la base de l'alimentation ;

– les épices.

Aliments à modérer

– les céréales, surtout raffinées (féculents, pain…) ;

– les produits laitiers ;

– les corps gras.

Ces choix sont en soi tout à fait pertinents, mais tout cela n'a pas grand-chose à voir avec le PH. Il s'agit de recommandations traditionnelles, que l'on retrouve dans tous les régimes hypocaloriques : ce fameux régime n'a donc d'« alcalin » que le nom ! Il faut en outre savoir que notre corps bénéficie de mécanismes pour rétablir l'équilibre acide-base, grâce à l'excrétion rénale ou même par la respiration, afin que précisément il n'y ait pas de déséquilibre « acide-base » : le pH normal du sang et des liquides cellulaires (7,35 à 7,45) est en réalité très stable, sauf dans certaines circonstances pathologiques. Voilà pourquoi il est stupide – et je pèse mes mots – de parler d'alcalinité ou d'acidité, car si vous ne disposez pas des moyens physiologiques pour maintenir spontanément l'équilibre entre acide et alcalinité dans votre corps, c'est en général que vous devez être en réanimation ou en train de mourir…

Que penser des produits et régimes détox ?

La détox est un terme marketing qui me fait bondir. Telle qu'elle est présentée à l'heure actuelle, c'est une véritable fumisterie ! Il s'agirait, *via* un programme alimentaire stricte ou la prise de boissons et autres jus, d'aider régulièrement le corps à éliminer les toxines accumulées pour gagner en vitalité. En quelque sorte, on aiderait ainsi les organes à se purifier… En soi, il faut rappeler qu'il est tout à fait logique de faire un peu plus attention après les périodes fastes, quand on a un peu « abusé » des bonnes choses. Le corps le réclame d'ailleurs. Une réaction quasi instinctive qui a poussé à imaginer, depuis l'Antiquité, divers élixirs et autres recettes, sans oublier le jeûne. Désormais, on vend à des prix totalement déraisonnables des jus en bouteilles élaborés le plus souvent à partir de jus de fruits classiques auxquels on a ajouté un pourcentage infime de légumes et autres ingrédients dits « détoxifiants », avec un nouveau must chaque année ! Le dernier abus en date concerne l'exotique fruit du dragon, ou pitaya, vendu sous forme de jus détox, en fait un liquide rose translucide qui ne contient guère que de l'eau, du sucre et quelques extraits de fruit.

Attention, je ne nie pas l'intérêt des jus de fruits. Pressés à froid et sans ajout de sucre, ils sont excellents pour la santé... Mais de là à « détoxifier » l'organisme, il y a un pas que je ne franchirai pas. Pour une bonne raison : le corps se détoxifie tout seul !

Les aliments que nous mangeons sont digérés par l'intestin, qui dissout les nutriments pour les rendre assimilables. Ils passent alors dans le sang, qui les conduit dans le foie où ils sont « traités », c'est-à-dire que cet organe élimine la quasi-totalité des substances qui ne sont pas utiles au bon fonctionnement de l'organisme. Celles-ci vont être dirigés jusqu'aux reins, véritable usine d'élimination. Notre corps est donc le meilleur détoxifiant qui soit.

En 2009, l'organisation anglaise Sense about Science a demandé aux fabricants de 15 produits « détox » de nommer les toxines que leurs produits permettaient d'éliminer, mais aucune des entreprises n'a été en mesure de répondre à cette question, ni même de donner une définition du terme « détox ».

Quant aux diverses cures « détox » prônées régulièrement par les magazines féminins (au printemps ou après les fêtes, le plus souvent !), la plupart fonctionne sur les mêmes principes : des graines, des végétaux mais, avant tout, une réduction drastique des apports caloriques (pas de matière grasse et très peu de protéines). En gros, c'est à peu près ce que pratiquaient autrefois les paysans, lorsqu'ils se contentaient d'un simple potage après des repas gras.

Que penser des compléments alimentaires ?

En poudre, gélule, extraits, etc., les compléments alimentaires et autres suppléments nutritionnels sont destinés à pallier des carences en vitamines et nutriments. Il faut pourtant savoir qu'ils ont un taux d'assimilation deux fois moins élevé que les aliments. L'idéal est donc de prendre un maximum d'aliments frais et de ne recourir qu'occasionnellement aux compléments, sous forme de cure.

Les complexes vitaminiques servent à donner de façon approximative une ration qui permet de s'assurer qu'il n'y aura pas de carence. C'est souvent une façon empirique de soigner des états de fatigue sans savoir si réellement cela dépend d'une carence en vitamines. Il faut tout de même rappeler que des excès en vitamine A comme en vitamine E peuvent être potentiellement cancérigènes. En revanche, une supplémentation en vitamine D est importante, car on est à peu près sûr désormais qu'une carence a un lien avec le cancer du sein.

Par contre, les compléments en oméga 3 sont une vraie fumisterie, dans la mesure où 1 cuillerée à café d'une huile de bonne qualité (par exemple, huile de colza vierge de première pression à froid) suffit à procurer la dose qui nous est nécessaire.

Les prises d'autres compléments (sélénium, manganèse ou tout autre produit à consonance scientifique) n'ont aucune pertinence en l'absence de dosage sanguin qui confirme une carence, car nous n'en connaissons pas parfaitement les effets ni même la dose nécessaire. Certains chercheurs avancent même un effet placebo.

Quant à la vitamine C, nos besoins, de 100 à 120 mg par jour, sont largement couverts par une alimentation riche en fruits et légumes. Une supplémentation peut être envisagée pour les sportifs, les femmes enceintes, les personnes âgées et les gros fumeurs, elle n'a pas besoin de dépasser 50 mg par jour !

Les compléments alimentaires relèvent donc le plus souvent d'une vaste opération de marketing, dont l'effet semble plus cérébro-psychologique que physique !

Précaution. Avant de prendre des compléments alimentaires, faites au préalable des analyses biologiques et/ou demandez l'avis de votre médecin traitant.

CLÉ N° 2

LA CLÉ FORME

1 Les bienfaits de l'activité physique

Que veut dire être actif aujourd'hui ? Travailler ? Bouger ? Sortir ? Faire du sport ? Tout cela à la fois ? En tant que médecin, je peux du moins affirmer une chose : pour que le corps reste « actif », il faut l'entretenir ou, plutôt, devrais-je dire, le maintenir… en activité. C'est précisément le sujet de ce chapitre : il va être question non pas de sport mais plutôt de la façon de mettre le corps en mouvement, ou de le maintenir « actif ». Car on fait encore trop souvent rimer sport avec effort, en sous-entendant ainsi un dépassement de soi, une contrainte physique ou encore de la compétition. Or, il faut savoir que le sport intense peut être une source de problèmes rhumatologiques (regardez l'évolution des genoux des accros du marathon), voire cardiaques en cas d'excès et de dépassement démesuré de ses capacités physiques. Mais ce n'est pas du tout l'objet de ce chapitre ! La clé Forme vous offre une approche différente de l'activité physique. Bien sûr, il s'agit de le bouger, ce corps, mais il est surtout question de conscience corporelle, de mouvement, de rythme, de respiration, et de tout ce que cela entraîne comme bénéfices sur la santé. Car il faut savoir que pour vivre mieux mais aussi plus longtemps, entretenir une bonne forme physique est indispensable à deux titres : d'une part, parce qu'elle permet de réduire les risques face à ces maladies comme les attaques et les troubles cardiovasculaires, qui provoquent trop souvent une fin prématurée ; d'autre part, parce qu'elle agit aussi sur le mental en réduisant les effets négatifs du stress. Plus encore, on sait aujourd'hui qu'une pratique sportive régulière peut faire reculer certaines maladies cérébrales.

Selon l'Organisation mondiale de la santé (OMS), la sédentarité est la première cause de mortalité évitable dans le monde. On estime par ailleurs qu'elle est aussi la cause principale de certains cancers du sein ou du côlon, de près de 1/3 des cas de diabète et d'environ 30 % des cas de cardiopathie ischémique. À l'inverse, il a été démontré que, chez l'adulte, la pratique régulière d'une activité physique adaptée réduit le risque d'hypertension, de cardiopathies coronariennes, d'accident vasculaire cérébral, de diabète, de cancer du sein ou du côlon, de dépression et améliore l'état des os et la santé fonctionnelle. En outre, l'activité physique est un facteur de dépense énergétique ; elle est donc fondamentale pour contrôler son poids et réduire ainsi les risques d'obésité. Des « activités physiques adaptées » (APA) peuvent même être prescrites comme thérapeutiques non médicamenteuses ayant fait leur preuve, en complément des traitements conventionnels, voire en substitution pour des affections plus légères.

Le sport-santé

Notre mode de vie actuel est propice à une diminution de l'activité physique et à la sédentarisation, avec des conséquences négatives et mesurables sur notre état de santé : on assiste ainsi à une augmentation importante du nombre de personnes atteintes de surcharge pondérale, d'hypertension artérielle, de diabète et de maladies cardiovasculaires. Enjeu majeur de santé publique, le concept de « sport-santé », apparu récemment, recouvre la pratique d'activités physiques ou sportives qui contribuent au bien-être et à la santé*. Le but est préventif, à la fois pour se maintenir en bonne santé, mais aussi, à plus ou moins long terme, pour éviter certaines maladies et affections, chroniques ou non, en contribuant à empêcher leur aggravation ou leur récidive. L'activité physique permet ainsi de gagner des années de vie en bonne santé, de diminuer ou de prévenir les risques liés aux maladies chroniques.

La prévention est en effet une visée majeure du sport-santé. Le message est d'autant plus fondamental que presque 40 % des Français n'atteignent pas les recommandations d'activité physique permettant d'obtenir un effet bénéfique sur la santé. Une enquête réalisée en 2012 par le CCM Benchmark Group a dévoilé que 1 Français sur 2 ignore que faire régulièrement du sport peut aider à prévenir de nombreuses maladies. La pratique d'une activité modérée (au moins 20 minutes 3 fois par semaine) ou intense (au moins 3 heures par semaine) diminuerait ainsi d'environ 30 % le risque de mortalité prématurée. Outre les maladies cardio-

* Conformément à la définition de la santé par l'OMS, qui désigne un état de bien-être à la fois ces trois domaines : physique, mental et social.

IDÉE REÇUE : JE SUIS TROP ÂGÉ POUR M'Y METTRE

Bouger au quotidien et ajouter à son emploi du temps des activités physiques dans la mesure de ses capacités ne peut pas générer de blessures puisqu'il s'agit soit de cours encadrés (yoga), soit d'activités normales que l'on développe juste un peu plus (marche).

Une étude de 2009 portant sur 1 800 seniors, publiée dans les *Archives of Internal Medicine**, a conclu que les seniors qui font du sport, ou même qui débutent tard, sont susceptibles de vivre plus vieux que ceux qui n'en font pas, et de vivre leurs dernières années en meilleure santé que leurs homologues qui évitent de bouger. L'idéal est de trouver un entraînement qui soit optimal pour son âge et sa condition physique, et comme cela a déjà été précisé plus haut, les bénéfices retirés en termes de santé dans des domaines comme la mémoire, l'anxiété et la dépression, l'arthrite ou les douleurs articulaires sont presque immédiats.

Et enfin, il n'est pas besoin d'investir dans du matériel, des tenues, ou de s'inscrire à des cours onéreux : mis à part tout ce que vous pouvez faire chaque jour gratuitement, du jardinage à la marche en passant par la danse, il y a aujourd'hui énormément de contenus gratuits sur Internet pour vous guider, notamment sur le souffle ou en yoga et stretching (étirement).

---

* Stessman J., Hammerman-Rozenberg R., Cohen A., Ein-Mor E., Jacobs J. M., « Physical activity, function, and longevity among the very old », *Archives of Internal Medicine*, 2009, vol. 169, n° 16, p. 1476-1483.

vasculaires et l'obésité, elle préviendrait aussi les problèmes osseux et musculaires. Enfin, elle améliore notablement le bien-être émotionnel et limite les troubles dépressifs. Un ensemble de bienfaits qui a pu être relevé aussi bien chez les adolescents que chez les personnes âgées.

Les bienfaits du sport sur la santé

Santé du cœur

Les bienfaits de l'activité physique sur le système cardiaque dans son ensemble ne sont plus à démontrer. Une activité modérée de 30 à 40 minutes, dite d'endurance, sollicite le cœur d'une manière satisfaisante. En revanche, pour améliorer ses performances, il faut travailler sur les variations de rythme, en pratiquant ce que l'on appelle l'entraînement fractionné : on alterne des phases douces et des phases plus soutenues, en prévoyant aussi des périodes de récupération afin de moduler l'intensité cardiaque. On cherche à stimuler le cœur pour le renforcer, mais sans le pousser dans les extrêmes. Surtout, on s'abstient de dépasser sa fréquence cardiaque maximale.

En pratique, si l'on parle de marche par exemple, il suffit de marcher plus ou moins vite par tranches de 5-10 minutes avant de changer de rythme, l'idéal étant d'être accompagné par un coach pour commencer.

Selon l'American Heart Association, il faut pratiquer au moins 5 fois 30 minutes par semaine pour avoir un effet protecteur sur le cœur, un temps à mon avis surestimé. En effet, toute activité physique présente des bénéfices pour l'activité cardiaque, qui est aussi liée à de nombreux autres facteurs (surpoids, tabac, alimentation). Le simple fait de marcher plus vite quotidiennement, de monter des escaliers au lieu de prendre l'ascenseur représente une augmentation de l'activité physique et de potentiels bénéfices sur le risque de maladie cardiaque.

TÉMOIGNAGE

J'ai eu le grand plaisir de rencontrer Robert, un cycliste de 105 ans, au cours d'une émission de télévision. Son histoire, bien entendu, a fait le tour des médias, car il a battu son propre record en parcourant 23 km en 1 heure. Mais le plus intéressant était d'être à côté de lui, pour le voir bouger et se plier en deux, toujours en mouvement. Il est suivi aujourd'hui par toute une équipe de médecins qui cherchent à comprendre les causes de sa longévité. Malgré son âge, il arrive à faire entre 150 km et 200 km de vélo par jour à la bonne saison, sans chercher la performance. Il pédale à son allure, mais fait du vélo régulièrement et depuis très longtemps. Je n'ai pas pu vérifier son cœur, mais je l'ai cru quand il m'a dit que, selon les médecins, la puissance de ce muscle était très impressionnante, grâce à son activité physique. Ce qui m'a le plus marqué, c'était son mouvement permanent d'oscillation d'une jambe sur l'autre, comme si, quand il se tenait debout, il se sentait toujours obligé de faire bouger ses deux jambes. Certes, la surdité l'a atteint, mais son esprit alerte bénéficie de sa détermination à poursuivre ses efforts cyclistes. Demandez-lui de se plier et vous verrez qu'il est beaucoup plus souple que beaucoup d'entre nous. La leçon de cet exemple est que l'activité physique, quel que soit l'âge et quelle que soit la performance, est une forme de discipline qui implique certes de se forcer parfois, mais dont la pratique régulière est source de nombreux bénéfices pour notre santé.

Réduire le cholestérol

Si on parle beaucoup du cholestérol sous l'angle de la nutrition, on associe plus rarement ce trouble à l'activité physique. Pourtant, pour faire chuter son taux de triglycérides, on peut jouer simultanément sur le régime alimentaire, la perte de poids… et la pratique sportive. Des études confirment que, même modéré, l'exercice physique régulier fait baisser le mauvais cholestérol et augmente le bon. Le premier étant une des principales causes de risque cardiovasculaire (la 1re cause de mortalité en France, rappelons-le), on a tout intérêt à le tenir à distance ! Alors, on bouge : la course à pied à allure modérée est la pratique la plus appropriée en l'occurrence.

TÉMOIGNAGE

Marie-Paule a un taux élevé de mauvais cholestérol. Pourtant, elle mange des produits contenant des stérols végétaux (spécialité permettant d'abaisser le mauvais cholestérol), limite le plus possible les graisses saturées, en particulier les charcuteries, les œufs, le fromage et autres matières grasses laitières... Mais rien n'y fait : son taux de mauvais cholestérol ne diminue pas. Elle était autrefois danseuse, mais son activité professionnelle l'empêche de pratiquer son exercice favori.

Elle refuse de prendre les statines que lui recommande son médecin depuis plus d'un an et vient me consulter pour savoir comment améliorer son alimentation.

Elle mange « maigre », et je ne peux pas réduire davantage ses apports caloriques, d'autant qu'elle ne présente aucun surpoids. Je lui demande d'augmenter sa ration de fibres et insiste pour qu'elle reprenne une activité physique. Elle passe ses journées assise, au volant de sa voiture, à son bureau ou au restaurant ! Je refuse de lui indiquer un régime tant qu'elle n'a pas essayé ce que je lui propose. Malgré sa réticence à prendre un peu sur son temps de travail pour son bien-être (une résistance très courante, d'ailleurs), elle finit par accepter. Deux mois plus tard, son taux de mauvais cholestérol a baissé et est presque normal. Marie-Paule accepte de continuer et nous refaisons des examens deux mois plus tard. Surprise : les valeurs sont désormais normales, alors qu'elle a même elle a arrêté tous les produits alimentaires qu'elle prenait pour lutter contre le cholestérol, sans les apprécier. Elle est désormais convaincue, il lui reste à persévérer.

Lutter contre le stress et l'anxiété

Quand on pratique une activité physique, le cerveau libère des endorphines, ces « hormones du bonheur » qui provoquent enthousiasme et pensées optimistes (voire un effet légèrement anxiolytique avec une pratique un peu intense). D'autres neuromédiateurs, notamment la sérotonine, agissent aussi sur les effets négatifs du stress et contribuent à alléger nos pensées. Rassurez-vous, cet effet bénéfique peut se ressentir sans qu'il soit besoin de faire un marathon : même une pratique douce peut aider à réduire angoisse et déprime, surtout si l'on pratique au moins 20 minutes de façon régulière. Le réveil du corps, les étirements et la mise en mouvement suffisent pour ressentir un effet physique positif, qui se répercute sur le mental. De quoi obtenir un soulagement naturel à peu de frais.

Certaines cliniques proposent même d'associer le sport à la psychothérapie, surtout quand l'anxiété provoque des troubles physiques : crise d'angoisse et de tétanie, cœur qui s'emballe, souffle coupé, spasmes. L'activité présente alors le double avantage de faire cesser ces manifestations tout en activant une détente mentale. Quand on fait un jogging, par exemple, au bout d'un moment, on ne « pense plus à rien ». Ce « décrochage » psychique est une étape importante pour lutter contre l'angoisse et le stress, caractérisés par des ruminations incessantes.

TÉMOIGNAGE

Vincent est un homme d'affaires très préoccupé. Au point que ses proches redoutent un burn-out, alors que ses moyens financiers lui permettent d'être détaché des soucis matériels. Il refuse de voir un psychiatre ou un psychologue, mais se plaint en permanence de douleurs, de troubles du sommeil. Il vient à mon cabinet, mais c'est plus pour parler avec moi que pour se voir conseiller des régimes qu'il ne suit jamais. Il est inscrit dans un club de sport très chic, où il ne se rend que pour déjeuner et pour faire un sauna. Nous finissons par sympathiser et il m'invite alors à son club. J'accepte, à la condition que nous fassions ensemble une petite séance d'activité physique. Une fois sur place, je me moque de son équipement, digne de la plus belle boutique de sport de France. Nous décidons de monter sur un tapis de course et de «jouer» à qui ira tantôt le plus vite, tantôt le plus lentement... Vincent a une excellente condition physique malgré son absence de pratique.

Quand nous passons à table, une fois la séance finie, il picore dans son assiette et remarque qu'il a moins faim. Car le sport limite l'appétit. Je profite de ce déjeuner pour conseiller à Vincent d'arrêter le traitement qu'il prend tous les soirs pour dormir ou de diviser les doses par deux. Je lui indique une méthode qui a fait ses preuves : il s'agit de préparer quelques quartiers de pomme, de glisser dans l'un d'eux le somnifère, puis de mélanger les quartiers et d'en prendre seulement quelques-uns au hasard. Fréquemment, on retrouve le médicament dans les morceaux de pomme restants, sans que la personne ait passé une mauvaise nuit ! Vincent a donc suivi mon conseil et s'est montré tout surpris, le lendemain, de retrouver son somnifère intact dans les quartiers de pomme qu'il n'avait pas mangés. Le sport lui a facilité le sommeil, dont il était privé surtout par l'angoisse qui le ravage en permanence. Il est désormais convaincu qu'une activité physique régulière peut l'aider à réduire une anxiété dépourvue de causes véritables.

Prévenir l'arthrite (et réduire les douleurs !)

Quand on parle de « remettre la machine en marche », ce n'est pas qu'une métaphore : l'activité physique relance en effet des processus oubliés et dispense ensuite ses bénéfices, même après 10 ans sans sport. C'est notamment le cas

PRATIQUE SPORTIVE ET ARTICULATIONS

Les cartilages s'épaississent pendant l'activité physique d'environ 10 %, un phénomène optimisé par l'échauffement. Ce phénomène fait suite aux compressions exercées par la pratique, qui déplacent un liquide depuis une cavité vers le cartilage, augmentant alors son épaisseur, ce qui diminue d'autant la pression exercée sur les surfaces articulaires lors du mouvement. Autre atout de cet afflux de liquides, il augmente les apports nutritifs. Sachant que le cartilage des articulations immobilisées n'est pas vascularisé et souffre ainsi de troubles nutritifs, on comprend aisément l'intérêt de « bouger » des articulations faiblardes. De la même manière qu'une immobilisation prolongée affaiblit considérablement la résistance articulaire pour cette raison, l'exercice permet d'éviter un amincissement trop important, dès quelques minutes d'exercice par jour.

Afin de limiter les risques traumatiques, l'échauffement est primordial et doit toujours comprendre une partie d'étirements, une autre de mouvements de dénouement des articulations et une dernière de léger renforcement pour chauffer aussi les muscles.

pour les douleurs musculo-squelettiques et arthritiques. En remobilisant les muscles et le système dans son ensemble, on favorise le mouvement de manière exponentielle. Plus on pratique, plus on s'assouplit, et plus on s'assouplit, plus on se renforce.

Une étude* menée durant 14 ans sur plus de 800 seniors, hommes et femmes, a évalué l'impact à long terme, sur les douleurs, de la course à pied et d'un exercice aérobic. Les sujets ont été répartis en 2 groupes : les « toujours coureurs » et les « jamais coureurs ». Si les premiers ont contracté un peu plus de fractures que les seconds (52 % contre 48 %), ils présentaient 35 % de douleurs arthritiques en moins. Enfin, la pratique régulière de l'activité physique a fait diminuer de 25 % le risque de développer une douleur au niveau d'un muscle ou d'un tendon. La preuve qu'une activité régulière, même modérée, produit des bénéfices immédiats sur le corps, avec une amélioration de la motricité, donc plus grande facilité à monter des escaliers, par exemple.

Tous les médecins s'accordent aujourd'hui sur cette recommandation faite aux seniors : marcher au moins 30 minutes par jour leur permet de garder une plus grande mobilité. Les polyarthritiques peuvent donc pratiquer une activité légère sans risquer d'aggraver leurs symptômes, au contraire !

* Bruce B. et *al.*, *Arthritis Research & Therapy*, vol. 7, 2005, p. 1263-1270.

Préserver le capital osseux

Avec l'âge, le fameux « capital osseux » s'affaiblit : les os deviennent poreux, plus minces, donc plus fragiles. Chez les femmes, au moment de la ménopause, la diminution des œstrogènes accélère cette perte qui peut conduire à l'ostéoporose. Mais il est possible de ralentir cet affaiblissement : par les contraintes mécaniques qu'elle exerce sur le squelette, l'activité physique stimule la synthèse du tissu osseux. « L'effet de l'activité physique sur le tissu osseux est

PLUS DE SOUPLESSE, PLUS DE CONFIANCE EN SOI

Retrouver de la souplesse permet de reprendre confiance dans son corps (et de reprendre contact avec lui), car cela aide à occuper l'espace avec son corps dans son entier. Une activité comme le stretching améliore la souplesse et le bon fonctionnement des articulations, ce qui développe une gestuelle qui caractérise notre allure, à la fois pour nous-même, mais aussi dans le regard des autres. Une plus grande souplesse influe sur la façon de bouger, d'interagir, de se présenter aux autres et de se voir soi-même. Les chirurgiens sont réputés pour leur aisance physique : elle est liée à leur déplacement dans l'espace, lui-même résultant de la coordination et de l'harmonie des mouvements. C'est aussi le cas des danseuses et des danseurs, dont on admire la grâce et la façon de se mouvoir. Pratiquer une activité physique permet ainsi de remettre son corps en mouvement, de se réapproprier son corps, ses membres et son espace personnel, de fluidifier ses mouvements et ainsi de se sentir mieux dans son corps.

d'autant plus grand que les contraintes mécaniques sont variées et différentes des contraintes habituelles telles que la marche ou la course*.»

Il convient de proposer des activités variées pour stimuler un maximum de zones, et plus on commence tôt, plus les bénéfices dans le temps sont notables. En effet, la solidité des os est d'autant plus significative que l'on pratique une activité physique régulière depuis longtemps. Il n'est jamais trop tard, mais autant commencer tout de suite!

Après une ostéodensitométrie négative, on a tendance à se précipiter sur les médicaments pour lutter contre l'ostéoporose. Pourtant, si on oblige les personnes atteintes à augmenter leur périmètre de marche, sans prescription de médicaments associée, on constate une augmentation de la densité osseuse, observable à l'examen radiologique. Ce n'est donc pas un leurre!

Des bénéfices anticancer

Vous allez sans doute croire que je vais trop loin: l'activité physique aurait donc une action anticancer? Certes, on ne soigne pas un cancer par le sport et on ne le guérit pas non plus. Mais l'activité physique présente des bénéfices anticancer considérables. Il n'est même pas nécessaire de pratiquer un sport (intense, donc): une activité physique légère exercera un effet protecteur et sera bénéfique pour

* *Activité physique. Contexte et effets sur la santé*, collectif, Inserm, 2008.

la santé. C'est pourquoi l'Institut national de lutte contre le cancer (entres autres, car il n'est pas le seul) préconise de « bouger » dans ses campagnes d'information. De plus, la pratique d'une activité permet de mieux récupérer physiquement des traitements.

Encore plus incroyable : toute activité physique compte, même les gestes les plus banals que nous accomplissons tous les jours sans y penser. Les données scientifiques les plus convaincantes concernent le cancer du côlon chez l'homme et la femme, mais aussi ceux de l'endomètre et du sein chez la femme.

En octobre 2016, la Fédération nationale CAMI Sport et Cancer a rendu publics les résultats d'une étude portant sur 1 544 patients, dont une majorité de femmes atteintes d'un cancer du sein. Les patients ont noté une amélioration de la qualité de vie pour 99 %, une réduction des douleurs et de la fatigue ainsi que des chances supplémentaires de guérir à 83 %*. La littérature médicale est claire à ce sujet : une activité physique régulière, modérée, limite les rechutes de 40 % et améliore la survie de 40 %. Sans compter la réduction des effets secondaires souvent consécutifs au traitement employé. Cette pratique peut être considérée largement comme un médicament.

* Enquête PODIUM (Première enquête natiOnale sur les recommandations et les Déterminants psychosociologiques et physIques de la pratique de l'activité physiqUe en oncologie et en héMatologie), présentée en octobre 2016 par le cancérologue Thierry Bouillet et le karatéka Jean-Marc Descotes.

TÉMOIGNAGE

Philippe, 54 ans, vient d'apprendre qu'il a un cancer du poumon. Un cancer à petites cellules, c'est-à-dire le plus mauvais pronostic. Abattu par la nouvelle, il a commencé par se mettre dans la situation du malade : limitation des sorties, sédentarité, moral en berne. Sa fatigue est sans doute amplifiée par l'angoisse provoquée par ce pronostic très sombre. Philippe est en léger surpoids quand il vient me consulter. Ses médecins lui ont recommandé de perdre quelques kilos, mais il est persuadé que son surpoids lui permettra de mieux lutter contre la maladie. Je lui explique que les nouvelles stratégies ne sont pas celles-là et qu'une alimentation saine associée à une activité sportive pourrait lui être bénéfique. Il est très étonné par ce « régime », qu'il ne trouve pas très contraignant. Je lui explique alors que les bons régimes sont doux, permettant de rassasier tout en apportant les aliments indispensables pour renforcer l'immunité. Le convaincre de pratiquer une activité physique est plus compliqué, car il se plaint d'une grande fatigue et se sent souvent essoufflé.

Après une négociation douloureuse, il finit par accepter de se rendre chez un kinésithérapeute spécialisé dans la reprise des activités physiques chez les gens sédentaires. Il commence par faire de la bicyclette tout doucement, en regardant un de ses feuilletons préférés, accompagné par son praticien qui le stimule. Très rapidement, il passe de 2 à 4 séances par semaine et, à sa demande, de 30 à 45 minutes. Il sort plus souvent de chez lui pour se rendre chez son kinésithérapeute, il y fait des rencontres, discute avec d'autres patients et devient accro à ces exercices physiques. Il parle moins de son cancer et davantage de sa performance, qui s'améliore.

Je lui propose alors d'alterner la bicyclette avec de la marche rapide. La négociation est de nouveau douloureuse ! Mais il accepte de se séparer de temps en temps de son vélo pour faire une marche rapide, avec des objectifs ciblés. Il finit même par trottiner, alors qu'il suit une chimiothérapie assez violente et que l'on commence à parler d'une opération qui lui était refusée jusqu'à présent. Son moral remonte, avec un vrai désir de guérir. Et l'opération peut avoir lieu, car il est dans une forme physique relativement bonne vu le contexte.

Six ans se sont écoulés depuis la découverte de son cancer, dont le pronostic était plutôt sombre (24 ou 36 mois). Philippe est toujours vivant, il continue à pratiquer le sport et anime désormais des réunions pour raconter son expérience.

Contre le mal de dos

Mal de dos, mal du siècle ! Un mal pour lequel on conseillait il n'y a encore pas si longtemps… d'éviter le sport ! Heureusement, études à l'appui, on s'est vite rendu compte qu'une activité physique adaptée permettait au contraire de renforcer son dos, sa musculature, son squelette, et ainsi d'améliorer sa posture. Un bon maintien aide à réduire les pressions que supportent les disques lombaires. Bouger au maximum est donc bon pour réduire les douleurs dorsales par le renforcement de ses muscles « érecteurs » (abdominaux, dorsaux, obliques). Notons aussi qu'un corps tonique dans son entier, avec des muscles suffisamment puissants et actifs, limite les risques de lombalgies et autres pathologies du dos : ainsi, des jambes musclées peuvent amortir l'onde de choc reçue par le dos à chaque pas.

En revanche, pas question de choisir un sport au hasard, car certains, comme ceux où l'on porte des poids (haltérophilie) ou ceux qui impliquent des mouvements brusques du haut du corps (squash, tennis), sont déconseillés aux personnes souffrant de problèmes de dos. L'idéal est de choisir une pratique mêlant renforcement et étirements, comme le yoga, la natation ou la gymnastique. La natation est d'ailleurs une thérapie à part entière pour traiter des problèmes de dos graves, car elle aide le corps à retrouver une certaine mobilité : celui-ci est porté par l'eau, ce qui évite la compression douloureuse des vertèbres et lui laisse ainsi une liberté de mouvements bénéfique.

On ne prescrit plus systématiquement le repos aux personnes ayant mal au dos : en dehors des hernies discales, le maintien d'une activité physique est encouragé car il permet de renforcer le muscle, même enflammé, et raccourcit le délai de guérison.

Un antalgique efficace

Les endorphines – abréviation de *endogenous morphines* ou morphines endogènes en français –, produites par le cerveau, ont des propriétés analgésiques comparables à celles des opiacés et agissent de manière similaire en bloquant la transmission du signal de douleur. La sensation est ainsi réduite et la tolérance à la douleur s'accroît. L'activité physique permet aussi de diminuer les douleurs fonctionnelles en créant un cercle vertueux. En effet, la douleur a tendance à atteindre le moral, surtout dans le cas d'affections chroniques : ressentir un soulagement apporte donc à son tour un sentiment de bien-être particulièrement appréciable, qui pousse à continuer à se dépenser physiquement, etc.

Un meilleur sommeil

Toujours grâce aux endorphines (entre autres la sérotonine) sécrétées pendant l'activité physique, une séance de sport réveille le corps et l'esprit. Surtout, l'activité permet à long terme de se sentir moins fatigué, encore plus si on pratique à l'extérieur : les rayons solaires, qui aident le corps à synthétiser la vitamine D, et la dimension oxygénante du « plein air » favorisent le retour du tonus et de l'énergie. De plus, la pratique sportive régule l'horloge interne, et ainsi, après avoir également stimulé le corps, une séance permet de mieux dormir. Forcément, en dormant mieux, on est d'autant moins fatigué, CQFD. Les deux phases boost et repos sont à tel point vérifiées que l'on conseille d'en éviter la pratique quelques heures avant de se coucher, sans quoi vous serez encore dans la phase énergétique, qui, au contraire, pourra vous empêcher de trouver le sommeil à ce moment-là.

Bon pour le cerveau

Depuis les années 1990, nous savons que l'activité physique intense déclenche la production d'une protéine qui préserve les neurones existants et stimule le développement de nouveaux neurones (ou neurogenèse) dans l'hippocampe, la zone du cerveau en charge de la mémoire et de l'orientation spatiale. Mais il a aussi été montré qu'il n'est pas besoin de pratiquer intensément pour sentir des bénéfices immédiats dans l'amélioration de la capacité d'apprentissage et de mémorisation. En perpétuelle reconstruction, la matière grise s'enrichit autant au niveau des neurones que par les vertus liées à la pratique d'une activité sportive : socialisation, confiance en soi, estime, plaisir... Car le sport favorise les connexions nerveuses et neuronales : l'exercice physique possède la faculté de « booster » le potentiel synaptique et les interactions entre les cellules. Ces nouvelles connexions et les nouveaux circuits nerveux qui peuvent se créer au détour de l'activité physique sont les plus importants, car ce sont eux qui vont permettre d'améliorer les capacités du cerveau au quotidien : meilleure mémoire, plus d'initiative, plus d'idées, plus de solutions.

Lors d'une expérience menée au Japon, un chercheur a évalué les capacités intellectuelles de 7 sujets qu'il a ensuite soumis à un programme de footing de 30 minutes, 2 à 3 fois par semaine durant 12 semaines. En refaisant le test intellectuel après ces 12 semaines, il a noté que la rapidité d'exécution et le nombre de bonnes réponses avaient significativement augmenté. En revanche, les scores chutaient avec l'arrêt du sport, ce qui indiquerait que l'amélioration pourrait être liée à une meilleure oxygénation du cerveau*. L'effet bénéfique d'une activité sportive régulière sur notre cerveau et nos capacités intellectuelles ne fait donc plus de doute, mais encore faut-il la poursuivre dans le temps.

Par ailleurs, dans le cadre d'une étude américaine consacrée à l'effet de la marche sur le déclin intellectuel lié au vieillissement (dont les pertes de mémoire), des chercheurs ont suivi plus de 6 000 femmes âgées de plus de 65 ans, réparties en plusieurs groupes selon leurs habitudes sportives. Pendant 7 ans en moyenne, la distance parcourue par chacune des participantes a été relevée toutes les semaines et comparée à leurs performances intellectuelles. Les plus actives, qui marchaient en moyenne 29 km par semaine, ont présenté moins de risque de déclin cognitif. Encore plus surprenant, les auteurs démontrent que, pour chaque mile (1,6 km) supplémentaire de marche par semaine, le risque de déclin cognitif est réduit de 13 %** !

De nombreuses études ont déjà suggéré le rôle bénéfique de l'activité physique sur l'activité intellectuelle et la mémoire, et pratiquer la marche régulièrement est donc bénéfique pour entretenir nos fonctions cérébrales, sans qu'il soit pour autant nécessaire de courir des marathons. Ainsi, pas besoin de s'épuiser : le déclin cognitif peut très bien

* Goetghebue G., « Le sport rend-il intelligent ? », 2003, http://www.e-sante.fr/sport-rend-il-intelligent/actualite/1472
** Covinsky, Yaffe et *al.*, université de San Francisco, 53e congrès de l'American Academy of Neurology, Philadelphie, mai 2001.

être réduit par des activités modérées, comme la marche quotidienne, ou encore la pratique du golf ou du yoga une fois par semaine.

Alzheimer et Parkinson

S'il a déjà été montré que l'activité intellectuelle peut être un facteur de protection contre la maladie d'Alzheimer, des résultats similaires ont été trouvés au sujet de l'activité physique. Par ailleurs, celle-ci améliore l'état général des patients atteints de la maladie de Parkinson. Dans les deux cas, le maintien physique s'accompagne en effet d'un maintien psychologique décisif. Caractérisée par une raideur des muscles, des tremblements et des mouvements de plus en plus lents, la maladie de Parkinson est liée à la diminution de la synthèse de dopamine due à la dégradation de certaines cellules du cerveau. Outre les traitements médicamenteux classiques, la kinésithérapie est également employée pour lutter contre la faiblesse musculaire. Une rééducation physique fonctionnelle liée à une activité physique prend donc tout son sens.

L'une des études les plus étendues, effectuée en Suède, a suivi 1 450 patients, âgés de 65 à 79 ans, sur une période de plusieurs dizaines d'années. Sur le temps de l'étude, certains ont développé la maladie d'Alzheimer ou d'autres démences. L'analyse des résultats a montré que chez les personnes qui font de l'exercice au moins 20 minutes par semaine, le risque d'être touché par la maladie d'Alzheimer était diminué de 60 %.

Les chercheurs du Centre de recherche sur la démence de Copenhague (Danemark) ont étudié 200 patients âgés de 50 et 90 ans atteints de la maladie d'Alzheimer. Un premier groupe a été soumis à un programme d'exercice physique, soit des séances de 60 minutes 3 fois par semaine pendant 16 semaines. Le second groupe n'a reçu que des soins standard sans pratique sportive. Les auteurs de l'étude ont alors constaté que « les personnes ayant participé au programme sportif avaient beaucoup moins de symptômes tels que l'anxiété, l'irritabilité et la dépression par rapport au groupe sans exercice ».

Une équipe du Wake Forest University Health Sciences de Winston Salem (États-Unis) a aussi voulu vérifier si la pratique d'un sport permettait de faire baisser le niveau de la protéine Tau (responsable de la maladie d'Alzheimer). Leur étude a montré que, au bout de 6 mois, l'activité sportive avait permis une diminution significative de cette protéine.

Une troisième étude, menée par la professeure Teresa Liu-Ambrose de l'University of British Columbia (États-Unis), a montré que le sport avait permis l'amélioration des fonctions cognitives, en particulier la mémoire et l'attention des malades. Intéressant, non ?

2 L'importance de la respiration

J'ai souhaité consacrer, dans ce chapitre, un long développement sur le souffle, car mes récentes recherches m'ont amené à découvrir son incroyable potentiel sur la santé et le bien-être. En tant que nutritionniste, ce n'est pas un thème que j'avais souvent été amené à étudier. Pourtant, instinctivement, on sait tous que la respiration se fait le marqueur d'un état de stress ; d'ailleurs, des expressions comme « respirer au grand air », « prendre un bol d'air » ou encore « souffler » traduisent toutes le soulagement de bien respirer. Car le souffle exprime nos émotions : souffle coupé par la surprise, souffle court dû au trac, bouffée profonde de bien-être... Mais il peut aussi influencer notre état : plus il est court, plus le corps s'affole et a du mal à s'oxygéner, moins il s'oxygène, plus il panique et moins il respire profondément et sereinement. Pour continuer dans ces expressions de bon sens que vous connaissez bien, les phrases « J'ai besoin de souffler » ou encore « Tu m'étouffes » montrent à quel point il est déjà ancré dans nos inconscients que le souffle va de pair avec le fait de se sentir bien. Et pourtant, on prend rarement le temps de conscientiser que l'on respire : cela se fait sans qu'on y pense, naturellement. Or, cette prise de conscience est capitale pour faire du souffle un puissant allié de notre épanouissement quotidien. On parle même de « respirations thérapeutiques » ou « respirations santé » tant « apprendre à respirer » a des vertus sur l'équilibre nerveux, le sommeil, l'éveil et même notre immunité et la santé de nos intestins *via* l'équilibre de la flore intestinale.

L'impact de la respiration sur la santé

Comment la respiration peut-elle bien influer sur les intestins, allez-vous me demander ? Eh bien, aussi fou que cela puisse paraître, des respirations profondes et lentes ont la propriété de stimuler un nerf relié à la majorité des organes de l'abdomen. Ce dernier appelé « nerf vague » possède une action anti-inflammatoire ainsi qu'un effet apaisant sur le plan nerveux, et la respiration permet de le stimuler et ainsi de stimuler aussi le système parasympathique. Kesako ? Nous possédons tous 2 systèmes nerveux « autonomes », c'est-à-dire que l'on ne peut pas agir sur eux par notre volonté.

Le 1er, le système nerveux « sympathique », a pour objet de mettre le corps en état d'alerte quand c'est nécessaire, en diffusant de l'adrénaline et en accélérant le rythme cardiaque. Le 2e, le système nerveux parasympathique, fait exactement l'inverse : il ralentit le pouls, relaxe les muscles et fait baisser la tension artérielle.

Or la respiration peut se calquer sur l'un ou l'autre : si la respiration est courte, essoufflée, même sans effort, elle va empêcher le système parasympathique de jouer son rôle calmant et permettre au système « sympathique » de prendre le dessus, entraînant alors encore plus d'agitation interne, de stress et de peur, quand il ne s'agit pas tout simplement de crise de panique dans les cas les plus intenses.

Il devient alors très facile de comprendre pourquoi et comment une respiration contrôlée, lente et souple peut renverser la situation ou simplement éviter qu'elle n'arrive. En respirant profondément par le ventre, comme le font naturellement les petits enfants (au lieu de le bloquer et de prendre l'air dans la cage thoracique), c'est le système parasympathique qui va prendre le dessus et dénouer toutes les tensions. Ce que beaucoup de yogis appellent le « souffle

PROBLÈMES RESPIRATOIRES ET ACTIVITÉ PHYSIQUE

On a toujours du mal à imaginer les personnes souffrant de problèmes respiratoires, comme les asthmatiques, en train d'exercer une activité physique sans se les représenter essoufflés et à bout de forces. Or si on élimine les activités qui peuvent déclencher les crises (course à pied…), un grand nombre de pratiques sont accessibles, de la natation au yoga, et sont même bénéfiques tant que l'entraînement est progressif et précédé d'un échauffement doux. Le risque des pathologies avec difficultés respiratoires est simple : on a tendance à réduire son activité physique par peur de la crise et on entre alors dans un niveau d'activité quasi nul, qui a pour effet… d'accroître le manque de souffle ! Le déconditionnement physique se prolonge alors, menant à une activité physique nulle et rendant par la suite toute pratique véritablement difficile.

ZOOM SUR LE YOGA

Le yoga, quel qu'il soit (car il en existe plusieurs), possède un nombre incroyable d'avantages. Non seulement il peut être pratiqué par tous, à n'importe quel âge et à n'importe quel niveau, mais c'est surtout une discipline qui associe des bienfaits d'ordre physique, mental, émotionnel et spirituel en ciblant différentes actions : respiration, concentration, étirements, équilibre, méditation ou encore relaxation. Basée sur l'enchaînement de postures toujours identiques, c'est une activité où il est possible de progresser très vite mais aussi de ressentir des bienfaits rapidement. Car le principe de ces postures souvent millénaires est d'agir sur les organes internes par le massage ou la compression qu'elles induisent et de revitaliser le corps dans son entier en faisant circuler l'énergie de la tête aux pieds.

Les exercices, basés sur le souffle, améliorent par ailleurs les fonctions digestives, la circulation sanguine et développent la cage thoracique en favorisant l'oxygénation et une meilleure gestion du stress.

Enfin, le yoga est en outre une des rares pratiques qui permettent de se muscler en profondeur. On est souvent en sueur à la fin d'exercices qui semblent relativement statiques, parce que les postures ont mobilisé des muscles que l'on ne voit pas à l'œil nu. La dépense d'énergie de notre organisme est due à la consommation d'oxygène par le muscle – quelle que soit la position de ce muscle. Et, s'il est facile de voir des biceps gonflés, il est plus difficile de voir des petits muscles dorsaux ou intercostaux se mobiliser. Mais cela a la même valeur !

sacré » a d'ailleurs un effet puissant sur les angoisses. La respiration est donc un véritable antistress, tant physique que mental. C'est pour cela qu'elle est LE levier premier pour la méditation, le yoga ou la sophrologie.

EXERCICES DE RESPIRATION

1. Dégager le haut du corps

La posture du corps influe énormément sur la capacité respiratoire : s'il est trop tassé, on respire moins bien. La position idéale est de baisser les épaules légèrement en arrière et d'allonger le cou. Ainsi on respire spontanément plus profondément.

2. Écouter son souffle

Au réveil (et dès que nécessaire dans la journée en cas d'épreuve ou de stress), il suffit d'écouter ses inspirations et expirations pour calmer le souffle et respirer plus lentement. Cette simple prise de conscience nous fait spontanément modifier notre respiration dans le bon sens en la rendant plus lente et plus profonde.

3. La respiration alternée

Idéale pour se reconnecter à soi-même ou se concentrer, il s'agit d'inspirer et expirer en utilisant une seule des deux narines. Cela a aussi pour conséquence de reconnecter le cerveau droit et le cerveau gauche et ainsi rééquilibrer nos émotions.

Pour cela, il faut enchaîner expiration et inspiration avec la narine droite uniquement, puis avec la gauche, en les bouchant successivement, avant de recommencer. Le plus facile, une fois qu'on a le coup de main, est de poser l'index et le majeur de la main droite au niveau du « 3e œil », entre les sourcils, puis de presser successivement le pouce et l'annulaire sur l'une puis l'autre des narines. Pressez la narine droite avec le pouce, inspirez par la gauche, puis expirez par la gauche encore. Débouchez la narine droite et pressez alors la gauche avec l'annulaire. Inspirez et expirez par la droite, et recommencez pendant quelques minutes.

4. La respiration abdominale

Souvent, sans nous en rendre compte, nous respirons avec le haut des poumons, parfois en soulevant les épaules, de manière crispée, avec un souffle court, restreint et, pire, en sortant le ventre à l'expiration : l'inverse de ce qu'il faut faire. La respiration abdominale, elle, remplit la partie basse des poumons et gonfle le ventre à l'inspiration, puis creuse le ventre à l'expiration.

Mettez une main à plat sur votre ventre et inspirez en gonflant le ventre, puis expirez en rentrant le bas du ventre, en l'aidant avec la main au besoin. À la clé, une meilleure digestion et moins de ballonnements.

5. La respiration lente

Bien respirer, c'est surtout… bien expirer. Or nous n'avons pas l'habitude de vider entièrement nos poumons à chaque respiration au quotidien, et c'est bien normal. En revanche, pour calmer le jeu en cas de stress, cela est fondamental. L'idée est d'inspirer lentement par le nez en comptant 5 temps, puis d'expirer par la bouche à très petit débit, comme vous le feriez à travers une paille, bouche presque fermée, en comptant 10 temps, jusqu'à ce qu'il ne reste plus une goutte d'air à souffler. Malgré un inconfort au début, en quelques cycles, vous noterez combien il est facile de reprendre la main sur le souffle et combien la respiration est plus spontanée (et donc dépourvue de toute sensation d'angoisse ou d'écrasement dans la poitrine) quand on a bien soufflé. Un exercice idéal avant un entretien pour éliminer le trac.

3 Mon programme Forme

PHASE 1 : ÉVALUATION ET APPROCHE

Profil sportif et objectifs

Pour commencer, avant de démarrer une (re)mise en forme comme on pourrait le faire chaque 1er janvier au matin, il faut réaliser un bilan de notre profil sportif pour trouver l'angle par lequel on abordera ensuite l'activité physique. Sans objectifs, le changement ne dure pas : il faut pouvoir cocher des cases pour rester motivé, se dire que l'on avance vers ses objectifs, qu'on les atteint, ou pas… et donc il faut les fixer, précisément.

Auto-bilan

Faites le point pour vous-même afin de prendre la mesure de votre rapport à l'activité physique, posez-vous des questions afin de savoir, à la lecture de tous les bénéfices ci-dessus, ce que vous attendez de cette reprise ou de votre future pratique. Par exemple :

– Êtes-vous un ancien sportif ?

– Avez-vous une surcharge pondérale ?

– N'avez-vous jamais fait d'activité physique ?

– Êtes-vous plutôt stressé ou au contraire trop « mou » à votre goût ?

– Vous sentez-vous déprimé ?

En regardant de près tous ces aspects, vous aurez d'autant plus envie de commencer à bouger, en sachant tout ce que vous allez pouvoir retirer de cette activité.

Objectifs

Déterminez aussi pourquoi vous allez entamer ce changement. Pas un gros changement, mais un changement progressif, la modification de quelques habitudes, la mise en route d'une nouvelle façon de penser. Est-ce pour gagner en longévité ? Est-ce pour vous renforcer ? Est-ce pour perdre du poids ? Est-ce pour faire baisser votre niveau de stress ? Ou encore est-ce pour accroître votre mobilité ou améliorer votre endurance ?

Listez ici vos attentes par rapport à l'activité physique :

....

....

....

Notez ci-dessous des sous-objectifs à atteindre :

....

....

....

Par exemple

– **Objectif principal :** réduire mon stress.

Sous-objectifs : trouver une activité axée sur la détente, m'initier à cette pratique / trouver des applications au quotidien.

– **Objectif principal :** améliorer ma santé cardiovasculaire pour réduire les risques d'accident.

Sous-objectifs : consulter un médecin spécialisé pour avoir son avis, me faire un programme sur mesure, commencer mon programme, consigner mon ressenti.

– **Objectif principal :** perdre du poids.

Sous-objectifs : mener en parallèle un programme alimentaire, commencer doucement avec des activités adaptées en cas de surcharge pondérale importante, tenir sur la régularité et le long terme.

Bilan physique

Après la partie mentale, place à un bilan physique avec quelques mesures. La fréquence cardiaque est tout simplement le rythme cardiaque au repos. Il se situe entre 60 et 100 battements par minute pour les adultes en fonction… de la condition physique de l'individu. Or une fréquence cardiaque basse au repos semble être un signe de très bonne santé : une étude Inserm publiée en 2000, ayant suivi pendant 20 ans plus de 4 000 hommes, a montré un lien entre l'abaissement du pouls au repos et une baisse de la mortalité*. Ainsi, une réduction de 7 battements par minute abaisserait de 18 % le risque de mortalité ! À l'inverse, une augmentation du pouls de repos est associée à une hausse de la mortalité jusqu'à 47 %. Or, l'entraînement physique est l'action qui permet le plus d'abaisser sa fréquence cardiaque au repos : tout comme le cœur parvient à s'adapter aux variations dues à l'activité physique, une pratique régulière permet de revenir plus vite à un rythme cardiaque bas. Il ne faut en aucun cas pratiquer au-dessus de la fréquence cardiaque maximale recommandée pour votre âge.

Calculer sa fréquence cardiaque maximale

Pour la calculer selon l'équation dite d'Astrand, prenez 220 – votre âge. Par exemple, si vous avez 40 ans, 220 – 40 = 180.

Votre fréquence cardiaque maximale ne doit donc pas dépasser 180 battements par minute. Si vous reprenez une activité physique après de longues années sans pratiquer, l'idéal est de commencer à 75 % de cette valeur, pour éviter tout problème, au début mais également sur le plus long terme.

Attention, cette valeur est une moyenne, il existe bien sûr une marge d'erreur. On considère qu'elle est de l'ordre de 10 %.

* Xavier Jouven, « Épidémiologie et biostatistique », unité Inserm 780, 2006.

Évaluer sa forme physique

L'idéal est de faire un test d'effort avec un médecin, mais vous pouvez vous faire une idée de votre forme physique en l'évaluant grâce à l'indice de Ruffier.

1. Allongez-vous au calme pendant 5 minutes, puis prenez votre pouls au poignet pendant 30 secondes, et multipliez-le par 2 : appelez ce chiffre P1.

2. Réalisez 30 flexions sur les jambes, bras tendus et pieds à plat, en 45 secondes. Reprenez votre pouls et appelez le résultat P2.

3. Allongez-vous pendant 1 minute. Prenez à nouveau votre pouls et appelez le résultat P3.

4. Calculez (P1 + P2 + P3 – 200) divisé par 10.

INTERPRÉTER LES RÉSULTATS

- Résultat proche de 0 : forme physique excellente.
- Entre 0 et 3 : forme physique très bonne.
- Entre 3 et 8 : forme physique bonne.
- Entre 8 et 15 : forme physique moyenne.
- Entre 15 et 20 : forme physique médiocre.

Préparation mentale : l'activité physique peut se passer de « sport » !

Avant d'entamer une nouvelle vie plus active, j'ai jugé nécessaire de repréciser ce sur quoi porte ce programme : l'activité douce, et non le sport intense. Bien sûr, si vous êtes adepte du jogging depuis des années, ou que vous pratiquez la boxe avec plaisir, n'arrêtez pas ! En revanche, mon conseil « santé » est le suivant : bouger plus, pratiquer le stretching, le yoga, la marche, ou encore adopter une attitude active au quotidien, est LA clé Forme que je revendique. Pas besoin de « faire du sport », bouger est suffisant pour profiter des bienfaits de l'activité physique. Plusieurs études ont d'ailleurs démontré que le sport à forte intensité pouvait avoir l'effet inverse de celui recherché, alors qu'une pratique douce mais régulière peut améliorer les fonctions immunitaires, la respiration et les fonctions cardiaques, un excès d'entraînement ou une pratique à (trop) haute intensité peut affecter les fonctions immunitaires, voire même rendre les sportifs acharnés fragiles en termes d'infections respiratoires, comme c'est souvent le cas pour les marathoniens, qui voient leurs risques d'infections respiratoires s'élever dans les semaines qui suivent une course.

Il est très important d'avoir un suivi de son activité physique. Peu importe l'intensité de cet effort, ce qui compte sera l'amélioration. On peut très bien faire 2 km de marche en 45 minutes, l'essentiel sera de gagner sur le temps au fur et à mesure de la pratique. Même si 6 mois plus tard on fait ces mêmes 2 km en 44 minutes, c'est gagné.

On tient souvent en nutrition un carnet alimentaire, mais il est très important de conserver (les nouveaux moyens technologiques nous le permettent d'ailleurs) les chiffres

IDÉE REÇUE : *NO PAIN, NO GAIN*

Derrière le fameux *« No pain, no gain »* (On n'a rien sans douleur), et autre dictature des abdos en tablette de chocolat et de la perte de poids par un sport intense, se cache une vérité bien plus saine : non seulement le sport à haute dose peut être nocif, mais en plus, comme nous l'avons vu, l'activité physique – comme je la définis depuis le début de ce chapitre – est suffisante pour obtenir des bénéfices santé.

Stop au mythe du sport-effort ! Bien sûr qu'il est bon d'améliorer son confort pendant la pratique, bien sûr que la marche tant vantée depuis le début du chapitre mérite d'être pratiquée de manière active plutôt qu'en regardant les papillons, et oui l'augmentation de l'endurance est bonne pour le cœur et le corps, MAIS la meilleure pratique n'est pas celle qui vous rend rouge, essoufflé et transpirant ! Si je ne parle pas ici de « sport » mais d'activité physique, c'est pour cette raison : le « sport » est beaucoup trop associé à l'idée d'effort intense et de douleur. Or, si un certain inconfort peut exister et est bénéfique pour pouvoir mesurer son niveau, la douleur musculaire (tout comme d'intenses courbatures) n'est certainement pas un signe de pratique efficace. En fait, c'est même l'inverse : dans l'optique de l'activité physique « santé » et non du sport performance, la douleur doit au contraire être perçue comme un signal d'alarme. Le challenge que je vous propose doit être un défi mental, mais non physique. Notre but, dans ce programme, n'est pas de fabriquer du muscle mais de stimuler nos fonctions vitales et d'améliorer notre forme globale. C'est d'ailleurs ce qui différencie un exercice intense (type musculation) des exercices dits aérobic (type marche). Dans le premier cas, les muscles produisent de l'énergie pour une contraction sans oxygène, qui provoque une production d'acide lactique ; dans le second cas, c'est le contraire : les muscles produisent de l'énergie en *utilisant* de l'oxygène, avec peu de fabrication d'acide lactique. Pour en finir aussi avec une autre croyance, notons au passage que l'acide lactique n'est pas responsable des fameuses courbatures (le corps l'élimine assez vite), mais ce sont justement des micro-déchirures qui génèrent la douleur, tout en étant incontournables quand on veut de gros muscles : pour réparer ces déchirures, le corps développe de nouveaux tissus musculaires.

obtenus, ce qui permet également de se souvenir de la nécessité d'avoir une régularité dans la pratique de l'activité physique.

■ PHASE 2 : DE NOUVELLES HABITUDES

Cette phase est celle de la mise en action, pour adopter une vitesse de croisière, où l'activité va devenir une préoccupation de chaque instant, une véritable prise de conscience ultra-positive : bouger, ce n'est pas forcément fatigant, mais c'est en revanche très satisfaisant !

Comme pour la clé Nutrition, pas besoin de se contraindre, de chercher le compliqué : retour au bon sens et détermination suffisent amplement à changer la donne.

Commencer par bouger au quotidien

L'idée est de pouvoir comptabiliser tous les jours une activité physique modérée que vous ne faisiez pas avant. Non, il ne s'agit pas de faire une séance de « sport » par jour. Mais juste de (re)mettre le corps en mouvement. Cette activité est à adapter selon vos capacités physiques.

Par exemple

- Monter les escaliers au lieu de prendre un ascenseur.
- Marcher pour aller faire ses courses au lieu de prendre sa voiture.
- Descendre avant son arrêt habituel (métro, bus) et finir à pied.
- Jardiner pendant 30 minutes.
- Faire une partie de pétanque.
- Faire 30 minutes de ménage (dont aspirateur et vitres).
- Danser et chanter sur son disque préféré pendant 30 minutes.
- Jouer au chat avec ses enfants.
- Faire du bricolage.
- Jouer au billard ou au bowling.
- Aller à la pêche, etc.

Voilà donc ce que l'on entend par une activité physique modérée : c'est en gros tout ce qui vous sort de votre canapé... La respiration peut s'accélérer un peu, mais sans transpiration ni effort musculaire. Une étape importante pour reprendre contact avec son corps et ses capacités.

JE VEUX UN PODOMÈTRE

Puisqu'il est établi que la marche, et le nombre de pas par jour, est un véritable marqueur de l'activité physique au quotidien, le podomètre sera l'outil indispensable pour mesurer votre dynamisme. Ce petit appareil, que l'on trouve à présent dans les smartphones mais qui peut aussi se porter à la taille chaque fois que l'on sort ou même dans la maison, comptabilise le nombre de pas. Les résultats sont intéressants pour comparer ses journées, celles où on ne pense pas à « marcher activement » et celles où parfois on marche beaucoup sans s'en rendre compte !

Statistiquement, les enfants marchent plus que les adultes : lors d'une journée ordinaire, un enfant de 10 ans effectue spontanément 12 000 à 16 000 pas, contre 7 000 à 13 000 pour un adulte. Une récente enquête de l'OMS prétend que l'on ne marche plus que 300 m par jour alors qu'on couvrait 7 km en moyenne il y a 50 ans ! Le podomètre aide à visualiser cette réalité et il est un accessoire très stimulant : des chercheurs, menant une étude sur des sujets obèses et diabétiques qui s'engageaient à faire 10 000 pas par jour, comptabilisés par un podomètre, se sont rendu compte qu'ils se prenaient tellement au jeu qu'ils avaient presque doublé leur nombre de pas.

Adopter de nouveaux réflexes

Dans cette première phase, l'essentiel est de (re)prendre contact avec son corps et d'en prendre conscience. Ayez en tête votre corps au maximum pour conscientiser ce que vous lui faites faire de positif et de négatif.

Par exemple

- Écoutez vos douleurs et adaptez votre position (devant la télé, l'ordi, au travail…).
- Ne vous baissez plus en courbant le dos mais en pliant les jambes.
- Étirez-vous chaque matin au réveil et plusieurs fois dans la journée.
- Pensez « dépense » et non « économie de mouvements ».

Vous pouvez commencer à inclure dans votre quotidien tous les principes de ce chapitre : faire des séances de respiration et d'étirements, vous fixer de petits challenges.

Par exemple, un changement de rythme en marchant quand vous vous promenez en ville : choisissez un repère (un feu, un croisement à traverser…) et accélérez le pas jusqu'à ce que vous l'atteigniez. Reprenez ensuite votre marche habituelle sur environ 25 mètres, puis recommencez avec un nouvel objectif.

Dernier point : s'il est recommandé de pratiquer une activité physique, quelle qu'elle soit, bouger un peu et seulement de temps en temps reste de toute façon de loin préférable à ne rien faire du tout ! Toute activité physique est bénéfique, les mouvements, la souplesse, la satisfaction de l'effort engagé sont enregistrés par le corps et valent mieux qu'un immobilisme total sous prétexte que « ça ne sert à rien, je ne pourrai pas le refaire cette semaine ». La régularité et des séances d'une trentaine de minutes restent bien sûr l'idéal, mais encore une fois l'essentiel est de bouger : une étude a montré que même 20 minutes par jour suffisaient*.

■ PHASE 3 : LA PRATIQUE À FAIBLE INTENSITÉ

Dans cette phase, l'idée est de continuer vos activités physiques quotidiennes et d'y ajouter éventuellement quelques exercices (vous trouverez quelques propositions pages 188-189), ainsi qu'une pratique ciblée, avec au moins 1 séance par semaine.

Trouver une activité à pratiquer

L'idéal est de choisir une activité qui vous plaît, à pratiquer 1 fois par semaine, en plus de votre activité physique quotidienne. Je parle d'activité modérée depuis le début de ce chapitre, mais il est aussi important de différencier les activités possibles en dehors de la marche, qui convient

* Gibala M. J., Little J. P., Macdonald M. J., Hawley J. A., « Physiological adaptations to low-volume, high-intensity interval training in health and disease », *Journal of Physiology*, 1er mars 2012, vol. 590, n° 5, p. 1077-1084.

ZOOM SUR LA MARCHE FRACTIONNÉE

Fractionner une pratique sportive, en faisant monter et descendre plusieurs fois l'intensité au cours de la séance, entraîne le cœur comme un élastique à s'adapter et cela le renforce. Mais savez-vous qu'il est possible de le faire en marchant ? Pour que l'activité ait un bénéfice sur le cœur, inutile de se rendre dans une salle de sport et de pratiquer des disciplines modernes, ultra-chorégraphiées et destinées principalement à faire perdre des calories.

La marche fractionnée est le meilleur moyen de progresser, c'est-à-dire d'être de plus en plus à l'aise dans la pratique d'une activité physique et d'améliorer ses capacités sans forcer le moins du monde. Le principe est simple : il s'agit d'enchaîner des séquences à allure variée, incluant une phase en vitesse normale, une phase d'accélération puis une phase de récupération. Par exemple, voici ce que cela donne sur 30 minutes de marche :

- 5 minutes d'échauffement, allure lente ;
- 20 minutes fractionnées, enchaînant des cycles de 1 minute normale, 1 minute à allure soutenue, 1 minute normale et 3 minutes lentes pour récupération ;
- 5 minutes de récupération, allure lente.

Si vous êtes déjà capable de marcher 1 heure sans vous arrêter, vous pouvez aussi inclure des phases de 5 minutes de marche sportive, en accélération, à votre gré. Vous allez ainsi améliorer votre endurance et constaterez que vous serez rapidement capable de marcher plus vite, plus longtemps, sans essoufflement !

à tous. L'âge peut et doit, en plus des diverses affections potentielles, entrer en ligne de compte dans le choix de l'activité. L'idée est de trouver une pratique à faire pendant au moins 30 minutes, par exemple :

- marche rapide ;
- marche fractionnée ;
- aquagym ;
- stretching ;
- yoga ;
- balade en vélo ;
- natation ;
- golf, etc.

De la musique pour vous encourager

Dans le cadre de l'étude « Comment la musique stimule les mouvements humains pendant le sport » conduite par le professeur Marc Leman, de l'université de Gand, directeur de l'IPEM (Institute for Psychoacoustics and Electronic Music)*, la plateforme de musique en ligne Deezer a donné la parole au champion olympique Florent Manaudou. Au cours de cette expérience, ce dernier a expliqué que la musique booste sa performance et son état mental pendant l'exercice.

* Leman M., *The expressive moment. How interaction (with music) shapes human empowerment*, Cambridge, MA : The MIT Press, 2016.

QUELQUES PROPOSITIONS POUR UNE ACTIVITÉ QUOTIDIENNE

Pour ceux et celles qui sont motivés et pour qui zapper l'ascenseur n'est pas suffisant ou encore qui ne trouvent pas comment remplir leur objectif d'activité physique au quotidien, voici des exercices simples pour cultiver vos performances cardiaques, en quelques minutes par jour.

1. Haut les genoux

Debout, essayez de monter les genoux au maximum en direction du plafond, à l'arrêt, puis en courant sur place.

- Faire 4 séquences de 30 secondes chacune.

2. Talons-fesses

Debout, courez sur place en essayant de toucher vos fesses avec vos talons.

- Respirez bien pendant toute la séquence. Faire 4 séquences de 30 secondes chacune.

3. Jambes avant-arrière

Dans la position du sprinter au départ, une jambe en avant, une jambe en arrière, alternez la position de vos jambes d'avant en arrière le plus rapidement possible.

- Ne bougez pas les mains et soufflez à chaque impulsion. Faire 3 séries de 10 mouvements.

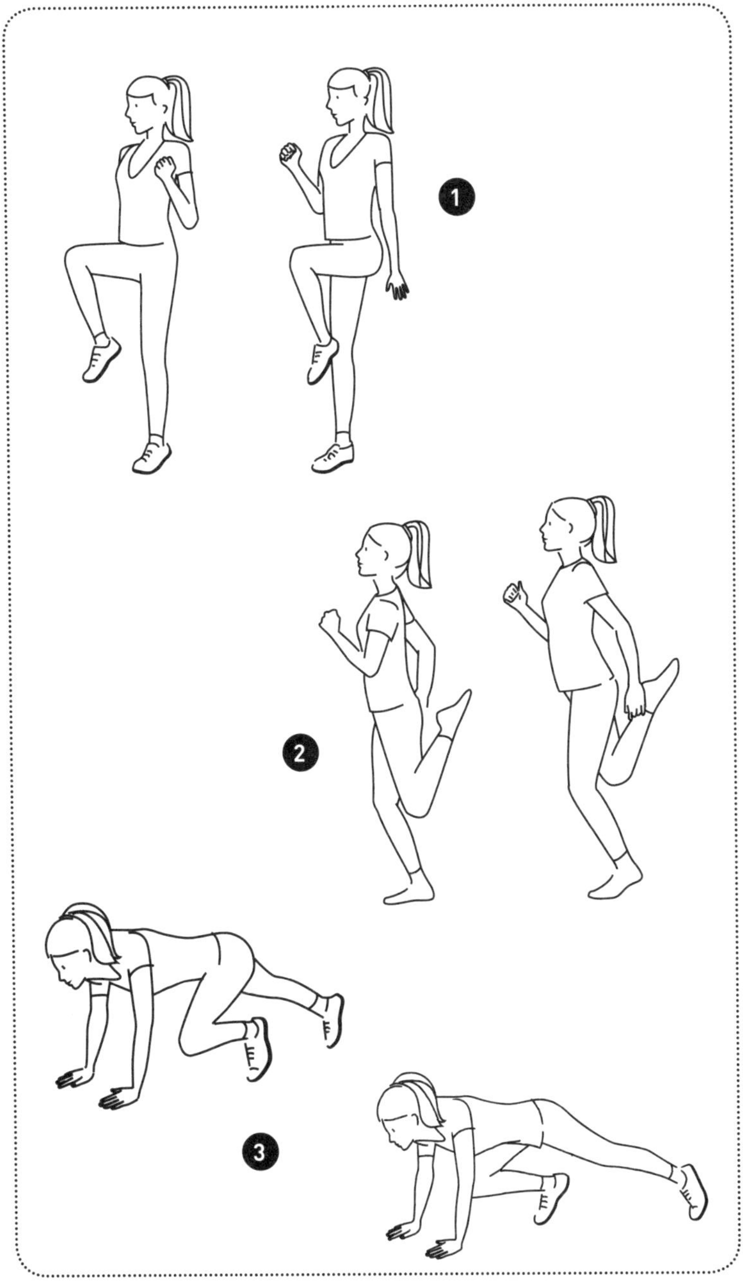
1
2
3

Les recherches scientifiques de ces 10 dernières années ont en effet confirmé les effets positifs de la musique sur le sport et l'exercice physique. Écouter de la musique pendant l'activité permet de mieux se concentrer, d'oublier la fatigue et l'inconfort, d'améliorer l'humeur, d'augmenter l'excitation, de soulager les tensions et d'insuffler un sentiment de puissance ou de « stimulation » dans le mouvement. Cette stimulation est particulièrement intéressante dans toutes les disciplines où les mouvements sont répétitifs, comme la natation, le vélo ou la marche. Par ailleurs, les scientifiques savent que le principal effet cinématique de la synchronisation de la musique concerne la cadence (le tempo) alors que la vitesse (vélocité) n'est que légèrement influencée.

L'étude démontre que pour maintenir la synchronisation pendant une activité physique, le cerveau humain prédit le moment où la prochaine mesure arrivera et régule alors la locomotion du membre avec cette prédiction, quelques millisecondes en avance, donc avant d'avoir entendu le stimulus sonore. À travers la synchronisation, le sportif a la sensation de devenir musicien, celui qui provoque la musique. Le professeur Leman a mis en évidence que ce sentiment est provoqué par 2 effets aux rôles distincts mais complémentaires : l'excitation psychologique et l'expression. L'excitation psychologique est une conséquence de l'effort physiologique nécessaire pour mener à bien l'activité physique et l'expression fait référence au type d'interaction avec la musique. C'est un effet de l'expression musicale, en fonction de son genre : elle peut être excitante (par exemple avec la techno, la musique pop) ou relaxante (par exemple avec le jazz). En résumé, selon le professeur Leman, l'effet de stimulation résulte de prédictions sensorimotrices qui créent un profond sentiment de maîtrise, très satisfaisant, conjointement à un effort physique qui excite.

CLÉ N° 3

LA CLÉ MENTAL

1 Le cerveau, un allié pour un mental fort

Avoir un mental fort, c'est une source d'inspiration pour toutes les autres clés abordées dans ce livre : un déclencheur pour passer à l'action, changer d'habitudes, autant qu'une ressource pour tenir ses résolutions sur le long terme. Détermination, persévérance, estime de soi sont peut-être autant de mots que vous n'utiliseriez pas pour parler de vous ; ces caractéristiques sont pourtant essentielles à un bon équilibre et un bon moral. En effet, se forger un mental de gagnant induit une satisfaction qui génère à son tour de nombreux sentiments positifs qui rejaillissent sur la santé. De même que pratiquer un sport fait du bien à l'image de soi, affronter des challenges rend heureux. C'est pour cela que j'ai choisi ce thème comme 3e clé du mieux-vivre, parce qu'avoir l'esprit libéré de ses pensées toxiques et ouvert à des choses positives, c'est autant de légèreté retrouvée et d'envie de changer. Pour soi. Or, dans cette quête du mieux-être, nous avons un allié formidable : notre cerveau.

Le cerveau, entre raison et émotions

Vous avez sûrement entendu parler de nos « 2 cerveaux ». En fait, nous n'avons qu'un seul cerveau, mais il se compose de 2 hémisphères reliés entre eux et qui communiquent en permanence. Ils ont chacun leur mission et nous nous servons souvent plutôt davantage de l'un ou de l'autre, ce qui influe sur notre personnalité. L'hémisphère gauche est le siège du langage, de la logique et du raisonnement rationnel, tandis que le cerveau droit est plutôt destiné aux émotions, à l'intuition et aux sentiments. C'est aussi lui qui gère la nouveauté et les apprentissages : toutes les informations nouvelles passent d'abord par le cerveau droit, mais le gauche servira à organiser les savoirs découverts. Les 2 parties ne sont donc pas interchangeables mais nous avons besoin de chacune d'elles !

Cerveau gauche : le siège de la raison

Pour cet hémisphère, tout n'est que logique. Il a un fonctionnement binaire et rationnel : à chaque problème sa solution. Il fonctionne de façon séquentielle, traitant les données les unes après les autres, et agit comme s'il n'y avait qu'une façon de faire les choses. Tout notre environnement social nous pousse à utiliser en priorité cet hémisphère, depuis le conditionnement apporté par l'école jusqu'au modèle social et professionnel : nous sommes « conditionnés » pour un traitement analytique et logique du savoir, plutôt que créatif et holistique. Fonctionnant surtout en mode « mono-tâche », le cerveau gauche est dépourvu de vision globale : il lui faut des faits à qui il peut apporter un traitement logique et il ne sait pas considérer tous les aspects d'une situation pour la comprendre ou la gérer. Plus encore, il ne sait pas appréhender les affects de nos relations.

En revanche, son mode opératoire, analytique et portant sur le détail, permet une très bonne gestion de l'instant présent et procure aussi une grande capacité d'organisation et de planification. C'est un « câblage » qui favorise toutes les activités faisant appel à la logique, comme la lecture, les mathématiques, l'informatique ou encore les mots croisés ! Les « neurogauchers » possèdent une excellente maîtrise de la déduction, qui apporte des réponses logiques précises, très bien vues dans notre monde moderne féru de rationalité.

Cerveau droit : imagination et intuition

Cet hémisphère est celui de l'imagination, de la créativité, de l'empathie, de la sensibilité, du ressenti et de l'intuition. Il fonctionne de manière très différente de l'hémisphère gauche, car il est, d'une certaine manière, beaucoup plus puissant et moins canalisable. C'est sa spécificité : il est l'artiste passionné qui sommeille en chacun de nous. D'ailleurs, l'utilisation et le recours aux 5 sens lui sont indispensables pour prendre en compte une situation. Multitâches et usant de toutes ses capacités d'observation, il fonctionne en arborescence et peut ainsi examiner simultanément plusieurs aspects d'un problème : il perçoit donc le monde d'une manière plus complexe, globale, voire transcendantale.

Ses facultés facilitent la rapidité de réaction et la prise de décision, car la pensée en arborescence conduit à envisager plusieurs solutions pour un même problème. Elles aident aussi à percevoir une ou plusieurs situations en même temps, de façon globale et aussi dans leur détail.

Mais ces grandes qualités n'en font pas toujours un compagnon idéal : quand l'hémisphère droit est dominant, il peut échouer à s'adapter aux structures qui réclament uniquement les qualités du cerveau gauche. Trop sensible, trop actif, trop complet, trop rapide : ces facultés peuvent même provoquer incompréhension et rejet dans un monde dominé par la logique. En revanche, il est un véritable sésame pour les communicants et les artistes. Et un atout fabuleux pour développer une perception plus empathique du monde. Enfin, c'est lui qui vous aidera à réaliser les exercices de visualisation de ce chapitre – qui vous le rendront au centuple en vous permettant de renforcer cet hémisphère si précieux pour vivre mieux.

Le cerveau est donc un organe merveilleux pour la richesse qu'il nous permet de déployer grâce à nos 2 hémisphères. Mais il y a mieux encore : il est possible de « muscler » la partie que l'on souhaite développer ! La plastique cérébrale est telle qu'il suffit de solliciter l'un ou l'autre des hémisphères pour le faire travailler et obtenir ainsi des qualités personnelles plus diversifiées, avec une personnalité plus complexe, ce qui permet au final de se sentir bien partout. Les personnes « brillantes » qui nous inspirent sont souvent soit des « neurodroitiers » dont l'intelligence a su compenser leur fonctionnement par l'émotion, soit des « neurogauchers » qui ont dû développer leur habileté à communiquer. Armés de ressources multiples, ils sont comme des poissons dans l'eau partout et forcent le respect !

La puissance de la visualisation

Savoir développer les atouts respectifs de vos 2 hémisphères peut donc vous aider à vous sentir plus à l'aise dans vos rapports avec les autres et vos activités. Mais le cerveau vous réserve encore bien des surprises !

On sait désormais que certains neurotransmetteurs appelés monoamines, dont les plus connus sont la sérotonine, la noradrénaline et la dopamine, sont largement impliqués dans la régulation de l'humeur. Le moral et l'humeur sont en effet influencés par plusieurs structures cérébrales et leurs connexions mutuelles, ainsi que par l'activité de ces neurotransmetteurs. Des études ont prouvé que la dépression était liée à des niveaux bas de monoamines, et donc qu'on pouvait booster le moral en remontant ces niveaux. Or, plusieurs études ont montré que l'activité physique agissait dans ce sens – c'est d'ailleurs des niveaux élevés de monoamines, en plus des endorphines secrétées, qui explique la douce euphorie que peuvent ressentir les sportifs pendant l'effort.

Aussi complexe qu'il soit, le cerveau a ceci de fascinant qu'on peut l'influencer par des leurres : le corps peut ainsi sécréter des monoamines en exerçant une activité propice à cette production… ou en s'imaginant la faire ! C'est sur ce principe que reposent des outils très utiles comme la visualisation, l'autosuggestion ou l'auto-affirmation. Au XIXe siècle déjà, donc bien avant l'invention du concept de « prophéties auto-réalisatrices », la fameuse méthode Coué tablait sur le pouvoir des pensées positives pour améliorer notre confort de vie : comme en auto-hypnose, il suffit de penser fortement qu'un événement va se produire (de le « visualiser ») pour qu'il se produise, ou plutôt qu'on le fasse se produire de manière inconsciente. L'imagination et la technique de visualisation semblent avoir dans certains cas un pouvoir plus important que la seule volonté. Ainsi, une projection (se voir mince, se voir courir, se voir entouré d'amis) permet de conditionner son cerveau. Tout comme un médicament placebo envoie un message de guérison au corps qui croit avoir reçu un médicament actif, la visualisation d'éléments positifs déclenche la production de substances dynamisantes et bénéfiques pour le moral. C'est sur ce levier que s'appuie en grande partie le programme que je vous propose dans ce chapitre pour vous aider à vous sentir bien, en ajoutant aux solutions physiologiques cette approche mentale, aussi utile qu'efficace pour être en bonne forme… mentale.

Lutter contre les croyances limitantes

En quelque sorte, nous sommes ce que nous pensons que nous sommes ! Mais ce qui marche dans un sens positif fonctionne aussi à l'envers. De même qu'une prophétie

COUP DE GUEULE : STOP AUX MÉDOCS !

Dans ce chapitre, je n'aborde pas spécifiquement la dépression, mais plutôt ces moments difficiles où le moral est en berne, le quotidien plus compliqué à gérer, et où l'on a envie de baisser les bras. Mais je voudrais ici évoquer un point qui me tient à cœur : en tant que médecin, je suis passablement irrité de constater que de nombreuses pathologies sont toujours traitées par voie médicamenteuse sans qu'aucune autre solution soit envisagée avant ou en complément. Or, vous qui lisez ce livre, vous savez à présent combien d'autres pistes sont efficaces ! De même qu'une modification du régime alimentaire agit sur le cholestérol pourtant souvent traité en première intention par des médicaments, la dépression ou la fatigue mentale peuvent se passer des fameux antidépresseurs que l'on prescrit à tour de bras. Il n'y a pas que les anxiolytiques qui ont des effets... anxiolytiques ! Si certains généralistes conseillent parfois de faire du sport ou de sortir à une personne déprimée, cela reste de l'ordre du conseil. Et si le patient engage un travail sur lui avec un psychiatre, les deux médecins communiquent rarement entre eux. On prescrit beaucoup (trop) d'anxiolytiques, qui ont tendance à endormir les sensations et rendent le retour à la normale difficile, de neuroleptiques et d'antidépresseurs qui assomment le patient plus qu'ils ne le traitent. Donc, en cas de petite forme morale et mis à part une maladie mentale grave diagnostiquée, je vous conseille d'essayer d'abord tout ce qui marche naturellement avant d'entamer un de ces traitements.

auto-réalisatrice peut conditionner notre mental et nous aider à franchir certains obstacles, les croyances limitantes savent trop bien nous convaincre que nous ne sommes pas capables ou autorisés à accomplir telle ou telle chose. Loin d'être fondées sur une réalité, ces croyances entravent nos envies, brident nos impulsions créatives et limitent notre potentiel. Consciemment ou non, nous avons tous des croyances de ce type à notre encontre, qui sabotent notre énergie. Souvent acquises pendant l'enfance, en lien avec l'éducation que nous avons reçue, mais aussi des expériences marquantes ou des traumatismes, elles sont profondément ancrées dans notre inconscient. On cherche d'ailleurs régulièrement, dans nos vies, le souvenir de tous nos échecs ou ratés qui illustrent à quel point nos croyances limitantes sont fondées. À terme, notre cerveau finit par les prendre pour des vérités.

Or, ces croyances biaisent notre regard sur le monde et sur ce qui nous arrive : à notre place, quelqu'un d'autre venu d'un univers différent, par exemple d'un autre pays ou d'une autre culture, verra forcément les choses autrement, et sa manière d'agir, différente de la nôtre, provoquera d'autres réactions aboutissant à des résultats éloignés de ceux que nous obtenons. D'une façon générale, les croyances induisent des habitudes : on fait souvent la même chose face à un problème récurrent, ce qui induit des résultats similaires, renforce nos croyances négatives et nous enferme dans un cercle vicieux. Par exemple, une personne qui pense que ses collègues de travail ne l'aiment pas va se mettre en retrait et s'isoler. Du coup, les autres vont la négliger encore plus. Ce qui constitue pour la personne en question une preuve supplémentaire que ses collègues ne l'apprécient pas. Au contraire, une nouvelle recrue va aller facilement vers ses collègues, qui vont donc lui parler, et elle va naturellement s'intégrer…

Quand on prend conscience de ce phénomène et que l'on arrive à identifier ses croyances, on peut alors se comporter comme cet « autre » et changer ainsi les choses dans notre vie : à réactions identiques, résultats identiques ; à nouvelles réactions, résultat différent.

Le mécanisme d'acceptation des croyances marche aussi à l'envers, et on peut les supprimer par une sorte de « reprogrammation » du cerveau. On peut en effet casser croyances et projections auto-réalisatrices négatives, transformer ses échecs en auto-coaching positif. En apprenant à changer d'état d'esprit, on peut faire évoluer chaque expérience, y compris les plus négatives, en une occasion d'apprendre quelque chose ; il suffit de se demander après chaque déception : « Qu'est-ce que cela m'apprend ? Sur moi ? Sur les autres ? » Le fait de se poser la question transforme, au niveau du cerveau, la perception de ce qui s'est passé et la mémorisation de l'événement. Si en plus on trouve des réponses satisfaisantes, on change carrément la signification de l'événement négatif dans notre mémoire, en en faisant un événement non seulement positif mais utile !

La formidable plasticité du cerveau

Le cerveau est comme un muscle, la mémoire aussi. Tous deux ont une grande plasticité. Ils suivent le mouvement ! Au niveau neuronal, plus on repense à un souvenir, plus les connexions des synapses qui y sont associées se renforcent et plus le souvenir va se graver dans votre mémoire.

Si chaque zone du cerveau répond à des fonctions précises, elles sont reliées entre elles par un fabuleux réseau. D'où l'importance de garder son cerveau actif ! Car le remplacement des neurones cesse presque totalement à l'âge adulte. Seules 2 régions peuvent en fabriquer de nouveaux : l'hippocampe et le bulbe olfactif, responsables du goût et de l'odorat. L'utilisation des 5 sens peut ainsi jouer un rôle important dans le maintien en alerte du cerveau, générant un bénéfice « santé » mentale. Par exemple, écouter une musique que l'on aime fait réagir les centres de la récompense, de la motivation et de l'émotion. Autre exemple : en goûtant de nouveaux aliments, en mangeant une nourriture aux saveurs variées ou en respirant des parfums contrastés, on stimule le bulbe olfactif qui engendre la naissance de nouvelles cellules*. C'est pour toutes ces raisons qu'il est assez facile de stimuler son cerveau par des exercices mêlant observation, sensations et curiosité. Changer de cadre, casser la routine, faire des activités, socialiser, tout cela contribue au maintien en forme de votre cerveau.

* Suzuki W., *Bouge ton cerveau*, Marabout, 2016.

Lier le corps et l'esprit

Quand nous sommes stimulés par un environnement riche qui sollicite les sens, augmentant les ramifications du cerveau, les échanges sanguins et la concentration de certains neurotransmetteurs, des changements cérébraux positifs surviennent. Ceux-ci, comme nous l'avons vu, ont un effet direct sur la « bonne forme » du cerveau et ses capacités de mémorisation par exemple. Parmi les différentes composantes de cet environnement stimulant, l'activité physique est le moteur principal de la création de nouveaux neurones et de l'enrichissement de leurs connexions. En bref, faire de l'exercice ne fait pas gonfler uniquement les muscles, mais aussi le cerveau ! Mais surtout, ce qu'on appelle « l'encodage mémoriel », c'est-à-dire la manière dont le cerveau enregistre les choses, est intimement lié à la zone précise de l'hippocampe (zone du cerveau responsable de l'apprentissage et de l'acquisition et la préservation des informations reçues) qui est boostée par l'exercice physique. Or on sait aujourd'hui qu'il y a un lien entre pratique sportive et baisse significative du risque de contracter la maladie d'Alzheimer, mais aussi une amélioration du tonus mental et de l'humeur chez les jeunes sportifs et une amélioration des fonctions cognitives chez les personnes âgées, même si elles ont pratiqué un sport uniquement par le passé. Ainsi, on sait qu'il est possible de stimuler son cerveau et ses capacités par la pratique d'une activité physique, bien que l'on ne soit pas encore capable de totalement chiffrer ces découvertes (quelle activité ? à quelle fréquence ? à quel âge ? pour quel résultat exact ?…).

En revanche, si lors d'un cours ou d'une pratique on fait l'effort de coordonner à la fois son corps par le mouvement et son esprit par des pensées positives et une sensation consciente de vivre l'instant présent, la résonance cérébrale sera démultipliée, comme c'est le cas dans la pratique du yoga ou de la méditation.

Astuce

Pour pratiquer au quotidien une activité en résonance avec le cerveau, il suffit que le corps soit en mouvement au même moment que le cerveau reçoit un stimulus.

- Marchez en écoutant une chanson que vous appréciez.
- Fixez-vous un challenge amusant avec un ami ou votre conjoint(e) (le 1er arrivé…).
- Chantez tout en faisant le ménage.
- Allez au musée et concentrez-vous sur votre souffle pendant que vous contemplez les œuvres.
- Au lieu de la simple promenade, jouez avec votre chien en pensant à ce que vous faites, pour ressentir le plaisir de jouer.

2 Changer de regard sur ce qui vous entrave

Les effets, sur le cerveau, de toutes nos mauvaises habitudes mentales sont terribles, car elles se reproduisent sans être remises en question et deviennent des projections auto-réalisatrices : on finit par devenir nul à force de se le répéter… Alors stop !

Connaître vos fragilités et vos faiblesses est une étape essentielle pour trouver la force mentale qui est en vous. Avant de vous guider pour que vous puissiez changer ce qui vous entrave, je vous propose de commencer par changer votre regard sur ce qui vous affaiblit au quotidien, ce qui vous limite, ce qui vous déprime.

Manque de confiance en soi

La confiance en soi est le sentiment que l'on peut compter sur soi-même, car on connaît ses capacités, on sait que l'on va ou peut réussir. Quand on en manque, cela devient un frein dans l'entreprise de projets, car on ne sait pas si on va y arriver, et du coup on manque d'assurance. Pour avoir confiance en soi, il est question de sécurité intérieure et de connaissance de soi par l'acquisition des compétences (je sais le faire) et une reconnaissance par les autres (ils savent que je sais le faire).

L'idéal, si vous ressentez une faille narcissique, est de tenter de voir les choses – vos capacités, vos compétences – de manière neutre et objective. Ici aussi, un regard extérieur, si possible celui d'un professionnel, peut créer le déclic : si vous doutez de vous dans le travail, faites un bilan de compétences. Si vous manquez d'assurance dans votre rapport aux autres, essayez le coaching (livres, articles, sites, ou coach si vous le pouvez). Quand on manque d'assurance, c'est souvent que l'on a peur de se tromper : avec un regard extérieur, on apprend en général qu'il en est de même pour tout le monde, et surtout... que l'on a le droit de se tromper ! Rappelez-vous, se tromper peut être déclencheur d'un apprentissage précieux.

Manque d'estime de soi

Même si on la confond souvent avec la confiance en soi, l'estime de soi ne concerne pas nos compétences ou capacités, mais la valeur que l'on se donne. On pense que l'on n'a pas de valeur et cela entraîne une cascade de conséquences négatives. Le manque d'estime fait des ravages dans le couple, dans les familles, et surtout est une des pires prisons intérieures. Il faut travailler le « parce que je le vaux bien » et trouver ce qui a bien pu, dans votre histoire, vous conduire à penser ainsi. Et sachez que les autres, ceux que vous placez au-dessus de vous... n'ont peut-être pas non plus une bonne estime d'eux-mêmes, sans que vous vous en rendiez compte !

Si on a du mal à se reconnaître des qualités, c'est souvent parce que la société encourage plutôt la critique et la comparaison, montrant du doigt tout ce qui peut ressembler à de la fierté, comme si cela était de la vantardise. Or il est très sain d'être fier de soi ! À force de stigmatiser les sentiments positifs envers soi-même comme étant plus proches de la prétention, on finit par avoir honte *a priori*, ou même par peur que les autres nous prennent pour quelqu'un d'arrogant. Encore une fois, il ne faut pas tout mélanger, et surtout, en étant centré et en adoptant une démarche saine, on se rend compte qu'il est possible d'être fier et satisfait de soi sans forcément le crier sur les toits. Sans se mettre en avant, donc, et sans craindre d'être pris pour un vantard. De plus, si vous devenez plus serein, sans le verbaliser, l'entourage ressent le changement sans forcément pouvoir mettre des mots – et donc de critiques – dessus. À vous la plénitude et la sérénité !

Difficulté à s'aimer

Problème étroitement lié au manque d'estime et de confiance en soi, nous sommes nombreux à avoir du mal à nous aimer ; or si vous étiez quelqu'un d'autre que vous, vous ne verriez sans doute rien à redire à cette personne. C'est une piste pour apprendre à s'aimer. Il faut d'abord se l'autoriser (voir pourquoi cela bloque au préalable), puis éventuellement procéder de manière objective en listant vos qualités et vos défauts, ce que vous aimez et détestez chez vous, puis comme le font parfois les cabinets de recrutement, demander à votre entourage de réaliser le même exercice: c'est toujours très riche d'enseignements et vous verrez que les défauts que vous voyez, vous, ne sont pas ceux qu'ils perçoivent, eux. Regardez-vous comme un inconnu vous regarderait sans vous connaître, vous serez plus tolérant envers vous-même.

Peur de la critique

Ah, le regard de l'autre! Avec le désir de plaire et d'être aimé, inscrit en nous depuis l'enfance, nous avons tendance à surdimensionner l'importance du jugement d'autrui, et la critique peut nous heurter, sonner comme un désamour profond. Certains diront qu'il s'agit de sensibilité (exacerbée), qu'il suffit de ne pas y accorder d'importance, mais d'autres, concernés, pourront comprendre à quel point cela peut être problématique dans la vie. Pourtant, d'une certaine manièrc la réponse est bien dans ce « Mais tu t'en fiches, tu n'as qu'à pas écouter » que l'on entend peut-être depuis que l'on est petit. Mais comment y arriver ? *That is the question*. Cela passe – encore et toujours – par une revalorisation intérieure: les critiques peuvent être constructives ou destructrices, mais pour cela il faut être deux: celui qui fait la critique et celui qui la reçoit. Outre la volonté de celui qui la profère, il y a votre décision à vous d'y accorder de l'importance ou pas. C'est un choix. Renforcer votre mental vous y aidera.

Timidité

La timidité vient souvent d'une peur du jugement ; vous n'osez pas parler aux autres, vous restez dans votre coin et vous vous en voulez ensuite, ce qui peut devenir un cercle vicieux : « Je suis nul (le), je n'ai pas osé », etc.

Traumatismes

Il est possible que certains freins viennent de traumatismes, plus ou moins importants, que vous avez vécus. Essayez de les identifier et de voir quelles attitudes de défense ils ont pu vous conduire à mettre en place.

Pensées négatives

Il s'agit de ces mots, souvent durs, que l'on s'inflige dans sa tête… et qui finissent par nous convaincre ! Tous les « Je ne vais pas y arriver », « Je n'aurais pas dû », « Je le savais », « Je n'ai vraiment aucune volonté » et autres autocritiques finissent par tracer le chemin vers une dévalorisation profonde. Il faut impérativement y remédier, soit en arrêtant de les penser, soit en les remplaçant par des mots positifs qui, comme nous l'avons vu avec le concept d'autosuggestion, finiront, de la même manière, par vous convaincre.

Il ne faut pas hésiter à vous faire aider par un professionnel : quelques séances de thérapie suffisent parfois pour mettre le doigt sur une cause inconnue et régler le problème à la source. Rappelez-vous bien que les pensées négatives agissent comme des leurres sur le cerveau et le polluent intensément. Vous finissez par ne plus voir ce qui relève d'un problème réel et ce qui tient de la répétition de pensées néfastes qui biaisent votre vision des choses.

Ressassement

Il peut s'agir de regrets ou de remords, ou encore de scènes où vous n'avez pas réagi comme vous l'auriez voulu ou encore de choses que l'on vous a faites et que vous trouvez injustes, bref, vous ressassez des moments sur lesquels, pourtant, vous n'avez aucune prise puisqu'ils sont passés… Une belle perte d'énergie et de temps qui plombe le moral et entraîne, en bonus, une dévalorisation (quand on culpabilise) ou de la colère (quand on en veut aux autres). Il faut donc y remédier concrètement en agissant, à défaut d'arriver à oublier et à passer à autre chose.

Manque de volonté

Vous savez ce que vous devriez faire pour gagner en tonus et en légèreté, par exemple, mais vous n'arrivez pas à agir et vous ne cessez de vous le reprocher. Vous savez (même avant de lire ce livre) que l'activité sportive est bonne pour se libérer l'esprit, mais impossible de vous y mettre ; vous savez bien que manger du chocolat devant la télévision n'est pas bénéfique pour votre moral, et pourtant, passer à l'action vous semble insurmontable. Allez-y petit à petit : on se fait souvent une montagne de pas grand-chose, et c'est exactement l'objet de ce guide. Penser « activité physique » et non « sport » paraît tout de suite moins difficile, penser « nouveauté alimentaire » plutôt que « régime » donne bien plus envie, etc. C'est souvent plus une question de forme que de fond.

Complexes physiques

L'argument massue, dans ce cas, est la relativisation. De deux choses l'une, soit vous avez vraiment une particularité physique qui vous handicape (oreilles décollées…), soit en réalité il s'agit plutôt d'une distorsion de votre perception : vous vous voyez globalement gros alors que vous avez juste du ventre, vous trouvez votre nez affreux alors qu'il n'est pas droit, mais c'est tout. Il faut savoir faire la part des choses. Par exemple, si vos dents sont vraiment grises ou très mal alignées, c'est facile d'aller consulter un dentiste et d'envisager des solutions. Il y a en général de nombreuses solutions que l'on ne connaît pas, trop complexé pour avoir seulement regardé ce qu'on pouvait faire. Et cela change la vie, redonne le moral et le sourire !

Difficultés à dire non

Un problème très fréquent qui n'affecte pas que les « timides ». On pense, à tort, que dire « non », ou dire ce que l'on pense est facile pour les profils qualifiés de « grandes gueules ». Il faut savoir que celles-ci sont rarement vraiment satisfaites de ce qu'elles ont dit. Les seules personnes qui arrivent

COUP DE GUEULE : LE DANGER DES RÉSEAUX SOCIAUX

Les réseaux sociaux présentent un grave danger pour l'équilibre mental et la perception de soi. Ils forment un miroir déformant qui piège les plus sensibles en leur renvoyant une image peu flatteuse d'eux-mêmes.

Par le jeu de la mise en scène de nos vies, ils ont tendance à ne montrer que les expériences les plus glamour, positives, excitantes. Certes, il est plus logique de « poster » une photo d'un bon repas en famille ou d'une fête entre amis que de faire un *selfie* en pyjama devant la télé un samedi soir. Le problème est le mensonge que cela induit : par cet effet de loupe, on en vient forcément à se comparer et souvent à penser que sa vie est moins bien, alors que les clichés ne représentent même pas la réalité de la vie des autres ! Toutes les études à ce sujet prouvent que les utilisateurs intensifs sont plus susceptibles de souffrir de dépression que les non-utilisateurs ou les utilisateurs occasionnels, car les réseaux sociaux diminuent leur satisfaction à l'égard de la vie.

Le caractère addictif de la consultation de son compte y est aussi pour quelque chose, puisque cela fait perdre un temps précieux au détriment d'activités porteuses de bien-être. Et enfin, le système généralisé des *like* soumet notre vie et ce que nous partageons à l'approbation ou non de nos contacts. Conclusion, un partage boudé par la communauté, une photo qui déclenche peu de *like*, et nous voilà dans un schéma passif d'attente de validation de notre vie par les autres. On comprend aisément comment cela peut vite mener à la jalousie et la rancœur et réduire en quelques mois l'estime de soi d'une manière catastrophique. De ce point de vue, les réseaux sociaux sont en réalité antisociaux ! Même si la plupart des internautes se rendent bien compte du biais généré par la transformation de moments tout à fait ennuyeux et ordinaires en moments enviables grâce à une mise en scène flatteuse, l'effet pervers n'est jamais vraiment loin. Pour vous en prémunir, gardez bien en tête que tout cela n'est qu'un point de vue, que vous-même pouvez tricher de la même manière et que seules les interactions réelles valent la peine d'être prises en compte.

Je terminerai toutefois sur un point positif : il faut reconnaître aux réseaux sociaux leur capacité à mettre en lien des gens autour de thématiques et de centres d'intérêt communs. Les groupes Facebook ou les forums de discussion permettent d'obtenir des conseils et de la bienveillance de la part de ceux qui « sont passés par là », qu'il s'agisse de bien-être, de dépression, de perte de mémoire ou encore de perte de poids. Il est ainsi possible de trouver sur les réseaux sociaux une motivation que parfois on peine à trouver seul. Certes, il est toujours possible de subir aussi des critiques, voire des insultes, de la part de parfaits inconnus cachés derrière leurs écrans, mais parfois, notamment sur des groupes privés de Facebook dont les modalités d'acceptation sont contrôlées, le créateur ou la créatrice du groupe modère ce qui s'y passe et exclut rapidement le perturbateur afin que les membres puissent discuter librement.

vraiment à fixer des limites aux autres, qu'il s'agisse d'un ami, du couple ou d'un patron, sont les personnes qui sont « centrées » : qui savent ce qu'elles valent et qui n'ont pas peur des conséquences, car elles savent choisir la forme. Mettre des limites est vital face à de trop nombreuses relations dites « toxiques « (voir pages 231-234) qui vous plombent et engendrent, malgré tous vos efforts, les problèmes listés ci-dessus. Même si vous n'y arrivez pas tout de suite, faites le point au calme sur ce qui s'est passé et tentez de voir la situation objectivement en vous mettant dans la peau d'un ami ou d'une une amie. En général on est plus prompt à monter au créneau pour les autres que pour soi : traitez-vous comme vous traiteriez un ami. Appliquez les conseils que vous lui donneriez.

3 Mon programme pour un mental fort

Motivation, détermination... vous avez l'impression d'en manquer ou, pire, que tout le monde réussit à entreprendre des choses et pas vous ? Avec l'ensemble des conseils de ce livre, vous devriez arriver à ressentir plus d'entrain, plus d'envie et plus d'énergie. Le programme que je vous propose peut vous aider dans votre démarche pour mieux vivre. Car quand le mental est délesté des pensées parasites et renforcé, les choses semblent plus faciles ! Suivre les conseils de ce chapitre, c'est déjà passer à l'action !

■ PHASE 1 : CIBLER

À présent que vous avez pu faire le tour des pistes ci-dessus, il est temps de commencer par quelques exercices simples pour transformer quelques structures mentales et déclencher un changement dès maintenant.

Exercice 1 : identifier ses croyances

Cet exercice simple consiste à écrire vos croyances sur une feuille pour les identifier précisément. C'est le moment d'être honnête avec vous-même... Soit vous avez déjà quelques idées de ce qui vous bloque, soit vous allez avoir un peu de mal, mais cela vous forcera à chercher dans vos souvenirs et à les analyser. Pour vous aider, voici quelques phrases faciles à compléter. Si des choses positives vous viennent, tant mieux, mais continuez de creuser jusqu'à ce que vous mettiez le doigt sur ce qui gêne. Prévoyez un bon moment au calme, seul.

– Je pense que si je n'arrive pas à… c'est parce que…

– Si… m'arrive toujours, c'est que je suis…

– Depuis l'enfance…, je n'y peux rien…

– J'ai toujours été…, c'est à cause de…

– J'ai essayé mais…

– Je n'arrive pas à… parce que…

– Avec les autres, c'est toujours… parce que…

– Ce qui m'énerve, c'est que…

– Je pourrais… mais…

– Je ne mérite pas de… parce que je pense que…

– Je n'ai pas le droit de…

– Si je ne peux pas faire…, c'est à cause de…

Essayez d'aller jusqu'à 50 phrases, puis pour chacune d'elles demandez-vous :

– Depuis quand est inscrite cette pensée dans ma tête ? (enfance, école, premier travail…)

– Qui/Quoi l'a déclenchée ? (parents, collègues, camarades, fratrie, moi-même, un événement…)

– Pourquoi l'ai-je acceptée comme une vérité ? (preuves, situation)

– Quelles conséquences cette croyance a-t-elle sur moi ? Que m'empêche-t-elle de faire ?

– Qu'est-ce que je pourrais faire sans elle ?

– Est-ce que je veux continuer à vivre avec ou m'en libérer ?

– Puis-je l'éliminer seul ? (Dans le cas d'un trauma ou d'un gros blocage, on ressent vite si on a besoin de l'aide d'un professionnel psy.)

– Par quoi vais-je la remplacer ?

Exercice 2 : casser les croyances par la logique

Après cette approche mentale, place au concret : les croyances ont ceci de formidable qu'elles ne tiennent pas la route face à une démonstration logique sans faille. Avant de les remplacer, vous allez les affaiblir ! L'idée de cet exercice est d'appuyer un raisonnement avec des arguments factuels, rationnels, afin de casser le raisonnement « faux » de la croyance. Concrètement, c'est comme un jeu de questions-réponses autour d'un objectif rationnel pour lequel on crée un scénario.

Exemple 1

• Objectif : changer de travail

Croyance : « *Je n'arriverai pas à décrocher un poste, je ne suis pas meilleur qu'un autre, je ne vois pas comment je pourrais être choisi.* »

• Examen logique

- Exprimer une vérité inverse de la croyance : « *Des gens peu qualifiés et incompétents décrochent des postes, et ils ne sont pas meilleurs que moi.* »
- Exprimer un argument de motivation : « *Je vais mettre toute ma détermination dans ce projet, ce qui me donnera plus de poids.* »
- Exprimer 3 faits indiscutables allant à l'encontre de la croyance :

  « *Telle personne a obtenu un poste avec moins de diplômes que moi.* »

  « *Je connais des gens moins bons que moi : X, Y et Z. Je suis meilleur qu'eux.* »

  « *J'ai déjà été embauché, des gens m'ont déjà choisi par le passé.* »

– Reformuler la croyance de départ d'une manière positive :

« *Avec mon niveau et mon expérience, je peux arriver à changer de travail comme n'importe qui, même si cela prend un peu de temps.* »

Exemple 2

• **Objectif : perdre du poids**

Croyance : « *J'ai trop grossi, je n'arriverais jamais à perdre le poids que je veux et en plus, c'est dans ma famille, c'est génétique, on est tous ronds.* »

• **Examen logique**

– Exprimer l'inverse de la croyance : « *Je peux y arriver parce qu'il n'est jamais trop tard et que toute ma famille n'est pas obèse.* »

– Exprimer un argument de motivation : « *Comme je le veux vraiment, je vais tout mettre en œuvre pour y arriver.* »

– Exprimer 3 faits indiscutables allant à l'encontre de la croyance :

« *De nombreuses personnes ont réussi à mincir même si elles avaient grossi depuis longtemps.* »

« *Si le régime simple ne marche pas, il existe d'autres solutions pour y arriver.* »

« Des gens ont perdu plus de poids que moi je n'en ai à perdre. »

– Reformuler la croyance de départ d'une manière positive :

« C'est le moment de commencer à perdre le poids que j'ai en trop, je peux le faire, il n'y a aucune fatalité à ce sujet. »

■ PHASE 2 : REPROGRAMMER

Après cette initiation, voici des exercices pour entériner la reprogrammation du cerveau avec de nouvelles pensées, positives, afin de définitivement remplacer les anciennes et déclencher un processus mental de motivation.

Exercice 1 : les affirmations positives

Le principe est que, en se répétant des idées positives, on finit par s'en persuader en les gravant dans notre subconscient afin d'en faire de nouvelles vérités.

Il faudrait une vingtaine de jours pour inscrire ainsi une nouvelle pensée et faire perdre à la croyance opposée sa crédibilité.

▶ **Concrètement :** choisissez 5 affirmations que vous aimeriez être vraies et répétez-les chaque matin pendant 20 jours de suite, pendant un moment de méditation ou une activité physique, pour qu'elles imprègnent votre cerveau.

Il faut impérativement y croire, ne pas se contenter de réciter sans intention. C'est la force de votre intention mentale qui donnera un résultat concluant.

Exemples

«*Je suis décidé à perdre du poids, rien ne m'en empêchera.*»

«*J'ai plein de qualités.*»

«*J'ai les capacités pour avoir une promotion / trouver un meilleur travail.*»

«*J'ai confiance en moi, je vais y arriver.*»

«*J'ai le droit de décider pour moi-même.*»

«*Je suis fort, je peux tout faire si je le décide.*»

Il peut aussi s'agir d'affirmations thématiques pour contrer une croyance en particulier :

«*Je peux perdre du poids si je le veux.*»

«*Je vais mincir et ça va être super.*»

«*Je vais m'aimer plus avec ces kilos en moins.*»

«*Perdre du poids va me libérer.*»

«*Je suis beau/belle et je le serai encore plus.*»

Exercice 2 : la visualisation créative

Pour reprogrammer le cerveau, la visualisation est une autre méthode qui agit de la même manière que les affirmations, mais utilise les émotions pour graver ce que l'on veut dans le corps et ainsi envoyer des signaux au cerveau, comme si on vivait vraiment la chose que l'on imagine.

- **Concrètement :** prenez un moment au calme, pour vous, et commencez par quelques respirations lentes pour vous mettre en condition. Ensuite, imaginez le résultat aussi précisément que possible.

Exemple

Si vous cherchez à mincir, imaginez-vous comme vous vous rêvez, imaginez le regard des gens sur votre silhouette mince, imaginez des tenues qui vous vont, ressentez dans votre corps ce que vous ressentiriez avec vos kilos en moins, puis éventuellement visualisez le parcours à entreprendre pour en arriver là.

Comme si vous remontiez dans le temps, voyez-vous faire du sport et aimer cela, sourire aux lèvres, imaginez-vous manger avec plaisir une assiette équilibrée, imaginez-vous en train de vous doucher, tentez de sentir dans votre tête vos courbes, ressentez la fierté que cela vous procurerait, etc. Faites cela chaque jour pendant 20 jours. Il s'agit d'inventer une représentation de la réalité comme elle existerait dans votre idéal.

Exercice 3 : faire « comme si »

En attendant que le processus avance, pour vous encourager, une méthode imparable permet de se motiver et d'accélérer le changement. Il s'agit de la mise en œuvre physique des affirmations positives pour ancrer les nouvelles « données » par l'action. Cela repose sur un concept naturel selon lequel, par exemple, une posture symbolique de puissance… rend plus puissant ! Cette posture d'une force feinte envoie des signaux de force au cerveau, qui va petit à petit s'y adapter, quelle que soit la réalité.

Par exemple, si on sourit de manière consciente, forcée, le cerveau reçoit presque les mêmes messages de satisfaction et de bien-être que quand on sourit parce que l'on est content pour de vrai ! Cela a même donné lieu à des études sur les conséquences de la médecine esthétique sur l'humeur : les injections de toxine botulique, empêchant de froncer les sourcils et gardant le front détendu, agiraient directement sur l'humeur parce que les signaux d'agacement déclenchés par le froncement ne pourraient pas être émis. C'est aussi une technique utilisée en self-défense pour ressentir dans son corps les gestes de lutte et de victoire face à un agresseur et inculquer à son cerveau qu'il est possible de s'en sortir lors d'une agression. En anglais on dit : « *Fake it until you make it* », c'est-à-dire « Faites semblant jusqu'à ce que ce soit vrai ». Cet exercice marche particulièrement bien avant un entretien, par exemple.

- **Concrètement :** si vous manquez de confiance en vous, imitez les codes de ceux qui ont une bonne confiance en eux ou qui sont perçus comme tels, ou que vous admirez. Redressez le buste, marchez la tête haute, entraînez-vous à parler fort… Copiez-collez leurs codes ! Faites cet exercice plusieurs fois, devant le miroir, et même, allez jusqu'à mimer l'issue positive du rendez-vous, ou dites la phrase que vous aimeriez vous entendre répondre : « Oh ! je suis ravi que vous m'ayez choisi, j'ai hâte de commencer à travailler avec vous ! »

Progressivement, l'esprit intègre les nouvelles positions et reçoit le message de confiance comme s'il était naturel, faisant petit à petit oublier les anciennes habitudes.

PHASE 3 : LE LÂCHER-PRISE

Au bout de cette vingtaine de jours d'entraînement à la reprogrammation et à la pensée positive, vous devriez vous sentir mieux armé pour affronter vos challenges et dénouer vos blocages afin d'entreprendre et réaliser ce qui vous fait envie, l'optimisme en prime et la vitalité retrouvée. Mais il reste encore à se libérer de ce qui vous entrave : parfois les autres, et parfois les injonctions sociales. Dans les deux cas, il peut s'avérer difficile de lâcher prise. C'est comme si vous aviez à accomplir une sorte de deuil : afin de vraiment retrouver votre optimisme et d'en sentir les effets positifs sur votre forme physique et mentale, il vous faut abandonner certaines choses et sans doute certaines personnes. Voici 2 exercices pour se sentir plus léger et plus fort.

Exercice 1 : faire le choix du « Je m'en fiche »

Largement explicitée dans le livre *F**k it Therapy* de John C. Parkin (2012), cette « philosophie » va à l'encontre de toutes les autres et de tous les principes de développement personnel habituellement prônés. Elle repose néanmoins sur un principe classique de coaching, selon lequel nous sommes les seuls à décider ou pas d'être heureux, nous sommes les seules personnes responsables de notre bonheur, de nos choix et de notre vie. On peut en effet blâmer le monde entier, chacun est seul responsable de l'importance accordée aux choses qui nous arrivent. C'est la clé de cette approche : choisir de s'en f… face à des choses qui habituellement nous auraient dérangé, stressé, culpabilisé, et passer à autre chose.

C'est aussi une piste pour certaines thérapies : par exemple, un inconnu vous bouscule dans le métro, puis vous insulte. Vous pouvez choisir de vous considérer comme « agressé », penser que vraiment, vous n'avez pas de chance, ou de vous dire que ce type est très mal élevé, que c'est tombé sur vous comme cela aurait pu tomber sur n'importe qui d'autre, à quelques secondes près… et passer à autre chose.

De la même manière, on se fixe beaucoup d'obligations, souvent dites « sociales », que l'on s'impose, alors même que les autres ne s'en formaliseraient pas si on ne les remplissait pas. Par exemple :

> « *Il faut que je passe voir ma voisine que je n'aime pas trop, elle va encore être désagréable. Si je n'y vais pas, elle va penser que je ne suis pas gentille.* »

> « *Je dois acheter un cadeau pour mon neveu alors que cela va me mettre en retard et que je n'ai pas d'argent en ce moment. Mais arriver les mains vides, ça ne se fait pas.* »

> « *Je ne peux pas annuler, on va penser que je suis mal poli.* »

Notez combien ce genre d'obligations reposent sur… des croyances ! La réponse à chacune de ces obligations et croyances finalement infondées doit alors être la même : « *Tant pis !* », « *Oh ! et puis zut !* », « *Et alors ?!* » ou « *Rien à faire* ! »

Nous prenons chaque jour un nombre considérable de décisions, dont nous n'avons même pas conscience la plupart du temps. Pourtant, certaines de ces « obligations » que l'on s'impose vont nous causer du stress et de la culpabilité, nous préoccuper, générer de l'inquiétude, bref, occuper notre mental alors que l'on pourrait faire autre chose. Le tri entre ce qui nécessite vraiment votre présence, votre concentration ou votre mobilisation est alors très, très vite fait avec cette formule magique !

Attention, c'est extrêmement libérateur et jubilatoire. La liberté que l'on s'offre en pratiquant cette technique est à peu près aussi forte que la surprise de constater ceci : l'acte qui nous semblait hier inenvisageable n'a finalement rien changé du tout, sauf qu'il a considérablement libéré notre cerveau de ce stress ! Par exemple :

« *On est déjà le 10 janvier et je n'ai pas fait mes cartes de vœux.* » > Et alors ?!

« *J'ai une nouvelle collègue, je dois faire un effort pour m'habiller, sinon que va-t-elle penser ?* » > Rien à f… !

« *Zut, j'ai oublié d'acheter du pain, il faut que j'y retourne.* » > Et puis zut !

« *Aïe, une réunion cet après-midi et je suis en jean.* » > Tant pis !

« *Rho lala, je dois me dépêcher, sinon je vais être en retard sur mon planning.* » > Et alors ?!

« *Je suis en retard, je vais arriver après tout le monde au dîner et ils vont penser que j'ai pris mon temps.* » > Rien à f… !

Exercice 2 : l'optimisme miracle

Cet exercice est un mobilisateur d'enthousiasme : puisqu'il suffit d'y croire pour que les choses bougent, je vous propose d'envoyer à votre cerveau des décharges de satisfaction, de plaisir et d'excitation au quotidien. C'est un condensé de toutes les techniques présentées plus haut. Pour cela, il faut vous mettre en mode « optimiste ». L'exercice consiste à choisir chaque matin que la journée va être super, qu'on l'a décidé, puis à adopter une vision positive de tout, en minimisant les contrariétés et en décidant, là encore, de ne pas leur accorder d'importance. Les seules limites que nous avons sont celles que nous nous imposons. Ce faisant, on adopte une attitude active, dynamique, sourire aux lèvres, et on va alors porter un regard nouveau sur le monde qui nous entoure. Une sorte d'expérience personnelle d'un bien-être créé par soi-même.

Car c'est la clé de ce chapitre : le bonheur et l'optimisme ne dépendent pas des éléments extérieurs, mais uniquement de nous.

- **Concrètement :** on se réveille peut-être fatigué, mais on sourit et on se dit : « Ça va être une bonne journée. » On va à la cuisine. Zut, plus de café. Pas grave, j'en prendrai un sur le chemin. On regarde ses enfants, son chien, son conjoint et on prend quelques minutes pour se dire qu'on a de la chance. On est en retard, au lieu de s'énerver contre notre famille, on sourit en même temps qu'on accélère la cadence : tout le monde est surpris qu'il n'y ait pas d'énervement, on lance le jeu du premier à être prêt. Au bureau, une réunion importante va avoir lieu : on prend 5 minutes dans les toilettes pour se dire que ça va être intéressant de voir comment ça se passe, et on se met dans son personnage de gagnant, on entre confiant dans la salle. On observe les autres, comment ils parlent, ceux qui stressent… et on se dit qu'au fond on est tous un peu pareils. À la cantine, on sourit à la personne qui sert le repas et on lui demande comment ça va. Son sourire surpris nous récompense au centuple, on se dit que c'est chouette… et simple ! », etc.

Pendant toute la journée, le cerveau a sécrété des substances bénéfiques, on s'est senti bien… et on réalise que la force mentale, c'est tout cela à la fois. Une façon de voir et vivre les choses, un comportement, un état d'âme, une façon d'être présent dans la vie. Le plus surprenant ? Vous verrez que si vous adoptez cette attitude, elle vous reviendra de l'extérieur par des sourires, des remerciements, des félicitations… qui entraîneront votre optimisme dans un cercle vertueux ! C'est finalement bien moins une question de chance que d'état d'esprit.

- **Pour compléter l'exercice :** cherchez chaque jour ce qui peut être une occasion de sourire au quotidien, ce qui sort de l'ordinaire, remarquez les jolies choses qui se passent autour de vous, sachez remercier pour ce que vous avez, etc. Si vous êtes bloqué, imaginez de quelle solution, même folle, même miraculeuse, vous auriez besoin pour continuer à avancer. Et sachez dire « non », pour éviter de vous mettre vous-même dans des situations difficiles, qui vous renvoient une mauvaise image ou vont générer des regrets.

Exercice 3 : gérer les personnes toxiques

C'est plus qu'un exercice, et j'ai gardé cette section pour la toute fin de ce chapitre, car il s'agit sans doute de ce qui vous sera le plus difficile à accomplir. S'éloigner des personnes toxiques qui nous minent le moral, nous culpabilisent, nous font nous sentir mal à l'aise implique en effet de faire une croix sur des relations qui, bien qu'elles nous soient nocives, font partie de nos habitudes et de notre vie courante. Ce n'est pas quelque chose de facile à faire, mais c'est essentiel pour conserver son équilibre.

Qu'est-ce qu'une personne toxique ?

Une personne toxique est quelqu'un qui projette sur vous son propre mal-être, qui peut être de différentes natures. Cette personne vous asphyxie, vous fragilise, vous enfonce au lieu de vous élever, vous donne une mauvaise image de vous-même, vous contredit ou vous critique toujours, vous prend plus qu'elle ne vous apporte, vous heurte psychologiquement ou affectivement, vous fait douter de vous-même, de votre valeur ou de vos capacités et ne voit que le négatif, bref, plombe votre moral et déclenche un malaise aussi bien physiquement que mentalement. Vous pouvez finir par la redouter, surtout si elle a une position supérieure à la vôtre (au travail). En réalité, la personne toxique projette ses propres faiblesses et vous déprécie pour tenter de se valoriser. Dans les cas les plus graves, elle peut aller jusqu'aux mensonges, aux ruses, à de l'agressivité. Il faut vous en éloigner pour vous protéger.

Reconnaître une personne toxique

La manière la plus facile de savoir qui est source de négativité auprès de vous est de faire confiance à vos sensations et à vos émotions quand vous la fréquentez. Pour vous aider, voici des questions simples, comme un bilan émotionnel qui confirmera votre sentiment :

- En sa présence, vous sentez-vous libre de dire ce que vous pensez ?

- Ressentez-vous de la frustration, avez-vous l'impression de toujours prendre sur vous avec elle ?

- Est-ce qu'elle ne parle que d'elle ? Vous pose-t-elle des questions sur vous ?

- Elle vous contacte uniquement quand elle a besoin de quelque chose, quand elle va mal. Vous avez l'impression qu'elle n'a que vous.

- Avez-vous peur de ses réactions ?

- Après l'entrevue, vous sentez-vous déprimé, nul, coupable, triste ?

- Ressassez-vous des paroles qu'elle a dit et qui vous tourmentent pendant un moment ?

– Est-elle toujours critique sur ce que vous faites, vos projets, vos décisions ?

– Est-ce que la relation, qui était bénéfique avant, a changé et ne va plus désormais que dans un sens ?

Mettre fin à une relation toxique

On peut bien sûr arrêter net, du jour au lendemain, effacer la personne de sa vie, ne plus répondre à ses appels, c'est finalement assez facile. Mais parfois on est obligé de fréquenter ces êtres qui nous gâchent la vie, au travail, en famille, alors il faut apprendre à arriver à les fréquenter… sans qu'il s'agisse désormais d'une « relation ». Grâce à vos exercices et à votre nouvelle confiance en vous, vous savez que c'est la personne en question et non vous le problème :

– D'abord, posez de nouvelles limites : marquez une distance, ne répondez pas à ses provocations, et défaites tout lien de dépendance ou de subordination vis-à-vis d'elle.

– Ne vous laissez plus embarquer dans ses histoires, ses problèmes, ses plaintes. Prétextez un empêchement avec le sourire et l'air embarrassé.

– Ne tombez pas dans le piège d'une fausse détresse qu'elle aura mise en scène pour vous attirer, en vous culpabilisant au passage.

– Ne discutez que du strict minimum, soyez peu loquace, ne relancez pas la discussion, n'ayez pas peur de rester silencieux, même si c'est étrange.

– Jouez à son jeu : abreuvez-la de paroles égocentriques, critiquez-la, puis partez d'un coup le sourire aux lèvres.

– Si elle vous demande des comptes de ce changement d'attitude, copiez son comportement : plaignez-vous, ne parlez que de vous, dites que ça ne va pas du tout en ce moment.

– Si vous vous en sentez le courage et la force, vous pouvez aussi rompre d'un seul coup, avec des mots nets et francs, mais sans haine, avec le sourire, tranquillement armé de votre nouvelle sérénité à toute épreuve (elle n'est pas meilleure que vous, vous méritez mieux, etc.), tout en ne la pointant pas du doigt, en disant « je » et « nous » : « Honnêtement, tu me déprimes » ; « Écoute, je n'aime plus la manière dont on se parle, je préfère y réfléchir de loin » ; « Je dois me concentrer sur moi uniquement en ce moment, désolé, je te ferai signe quand ça ira mieux », etc.

– Et si mettre un terme à la relation est difficile, usez de distance grâce à l'humour, avec quelques remarques grinçantes du genre : « Décidément, tu fais toujours mieux que moi, bravo » ; « Et du coup, puisque tu trouves mon mari si nul, je pense que je vais le quitter sur tes bons conseils » ; « Toi qui veux toujours mon bien, redis-moi encore que tu trouves ma décision idiote » ; voire « Je sais combien tu es plus intéressant que moi, mais là je n'ai pas le temps d'entendre cette histoire pour la 5e fois… » Cela vous renforcera dans votre estime de vous-même, en plus de lui clouer le bec !

CLÉ N° 4

LA CLÉ SOMMEIL

1 Un bon sommeil est primordial

Énormément de choses se passent pendant le sommeil, qui est fondamental sur les plans psychologiques comme physiologiques ! Outre les rêves, essentiels à la bonne marche du subconscient, croissance, développement ou encore régénération ne pourraient se faire sans sommeil. En réalité, le sommeil est primordial pour le bon fonctionnement du corps et de l'esprit… à tous les âges ! Dormir est la condition *sine qua non* pour qu'un organisme soit en bonne santé : le sommeil est en quelque sorte la clé de voûte – parfois même avant l'alimentation – de nombreux systèmes vitaux, comme les systèmes nerveux, hormonal ou cardiaque. De plus en plus de magazines évoquent la fatigue quasi chronique qui touche une majorité de personnes aujourd'hui et proposent différentes astuces pour mieux dormir (je vous en donnerai aussi), mais tous ne désignent pas les vrais coupables de nos nuits malmenées : nos rythmes de vie bousculés par un quotidien parfois intenable, une pression constante et l'impression que les jours ne suffisent plus à tout faire. Dans notre monde moderne obsédé par le profit, tout temps qui n'est pas occupé à travailler ou à consommer est un temps qui ne rapporte rien. Et quand on dort, on ne « rapporte » rien ! Ce qui n'est pas le cas lorsqu'on veille tard, que l'on traîne sur Internet ou devant la télévision, que l'on sort au restaurant ou au concert. Avec les ordinateurs, il est encore plus difficile de résister aux tentations, car ils font désormais partie intégrante de notre quotidien. On peut travailler ou lire ses mails le soir chez soi : les limites entre vie personnelle et vie professionnelle se floutent… Et les écrans ne veulent aucun bien à notre sommeil.

Combien de médecins, au moment d'examiner un patient, s'attardent sur la qualité de son sommeil ? Ce point est souvent le grand absent des examens médicaux, alors même que la dégradation de notre sommeil est un facteur important de mauvaise santé. On pourrait penser que les bébés seraient davantage suivis de ce côté, mais le sommeil ne figure même pas dans leur carnet de santé ! Une erreur fondamentale : connaître l'importance du sommeil tout en le reléguant au second plan comme critère de santé ! C'est donc à chacun d'entre nous de résister et ne pas consacrer nos soirées à la société de consommation pour profiter de ces moments de quiétude et s'accorder sagement le droit de nous coucher plus tôt quand la fatigue se fait sentir, au lieu de nous attarder devant un film entrecoupé de pubs ou un écran d'ordinateur, à suivre de clic en clic des liens qui nous promettent monts et merveilles à consommer.

Le (manque de) sommeil et la santé

« Le sommeil, c'est la santé », affirme un adage bien connu. Si j'ai choisi le sommeil comme une des clés du mieux-vivre, c'est justement parce que son influence est bien plus importante que nous le pensons en général. La qualité et la quantité de sommeil, par des fonctionnements que nous allons décortiquer, agissent sur les hormones, qui jouent sur le moral et l'humeur, sur l'envie d'activité physique, sur le désir tout court, sur notre rapport à la nourriture et bien d'autres choses encore.

Nous dormirions actuellement 1 heure 30 de moins qu'il y a 50 ans et 45 % des Français âgés de 25 à 45 ans consi-

LES ÉCRANS, ENNEMIS DU SOMMEIL

Nous l'avons mentionné, les écrans sont devenus, avec le stress, l'ennemi n° 1 du sommeil. La lumière bleue qu'ils diffusent stimule le cerveau, et les images visionnées le maintiennent dans un fonctionnement d'ondes « actives » rendant le coucher trop agité pour être efficace. La lumière bleue des diodes des écrans active jusqu'à 100 fois plus les récepteurs photosensibles de la rétine que la lumière blanche d'une lampe... Ainsi, jouer à des jeux en ligne, regarder des vidéos, envoyer des messages ou encore aller sur les réseaux sociaux avant de dormir pourrait décaler d'une bonne heure l'endormissement. Et c'est sans compter les ondes wifi que l'on continue de recevoir en s'endormant à côté de nos téléphones en veille mais qui émettent toujours. Pire, la tentation est parfois forte quand on se fait réveiller par un message... de rallumer la lumière et d'y répondre ! Une seule solution pour régler ce problème : arrêter tout écran 1 heure avant de dormir, et surtout, éteindre les appareils et passer le portable en mode avion (ce qui n'empêche pas l'alarme de fonctionner).

dèrent qu'ils dorment moins qu'ils n'en auraient besoin, car il leur faudrait 7 heures 30 de sommeil pour être en forme le lendemain (enquête INPES/BVA 2007). Et malheureusement, une « dette de sommeil » contractée par un coucher tardif ne sera pas récupérée par une « grasse matinée ». Il faut donc vraiment réinventer ses nuits.

Cette fonction vitale est en effet plus qu'essentielle pour avoir de l'énergie et une bonne vigilance. Mais encore une fois, ce sont ses répercussions sur la santé qui nous intéressent le plus. On sait maintenant que le manque répété de sommeil peut engendrer baisse de motivation, difficultés d'apprentissage, décrochage scolaire, défaut de concentration, ce qui paraît logique, mais ce qu'on sait moins, c'est qu'il peut aussi favoriser prise de poids, diabète, hypertension artérielle, infections virales et dépression.

Le sommeil est à proprement parler une de nos clés santé : sans lui, le corps s'écroule, car le manque de sommeil déstabilise toute l'activité métabolique*.

En augmentant par exemple le taux de cortisol (que nous verrons en détail ci-après), un éveil forcé affecte la réponse immunitaire, diminue l'aptitude de l'organisme à métaboliser le glucose et se répercute négativement sur la régulation de l'appétit, au point de pouvoir jouer un rôle dans l'augmentation du diabète et de l'obésité. Le rapport entre temps de sommeil et prise de poids est de mieux en mieux

* Knutson K. L. et *al.*, « The metabolic consequences of sleep deprivation », *Sleep Medicine Reviews*, 2007, vol. 11, n° 3, p. 159-162.

démontré à travers les dysfonctionnements des hormones qui régulent l'appétit : la diminution du nombre d'heures de sommeil entraîne une baisse du taux de leptine, hormone de la satiété, et une augmentation du taux de ghréline, hormone qui stimule l'appétit, et il en résulte une plus forte envie de manger, et plus particulièrement (comme par hasard) une envie de nourriture riche, sucrée et salée. La fatigue causée par le manque de sommeil induit une autre conséquence physiologique à additionner aux facteurs de prise de poids : le manque de tonus et une plus faible dépense énergétique. C'est un cercle vicieux !

Par ailleurs, l'apnée du sommeil, qui se caractérise par des arrêts de respiration courts pendant le sommeil, déclenche une fatigue quasi chronique le jour, sans que l'on puisse clairement en identifier la cause la plupart du temps, et serait un facteur clé de l'obésité due au manque de sommeil. Si vous prenez du poids et ressentez une grande fatigue sans pour autant avoir de difficultés d'endormissement, c'est peut-être votre cas.

À terme, une perturbation importante du sommeil, donc des mécanismes physiologiques, favorise les cancers et les attaques vasculaires*. Une étude conduite au Japon** a suivi près de 100 000 personnes, hommes et femmes d'âge moyen,

* Patyar S., Patyar R. R., « Correlation between sleep duration and risk of stroke », *Journal of Stroke Cerebrovascular Diseases*, 2015, vol. 24, n° 5, p. 905-911.
** Ikehara S., Iso H., Date C., et *al.*, « Association of sleep duration with mortality from cardiovascular disease and other causes for Japanese men and women : the JACC study », *Sleep*, 2009, vol. 32, n° 3, p. 295-301.

RONFLEMENTS : ATTENTION, DANGER !

Loin d'être un mal bénin, le ronflement peut entraîner un nombre incalculable de soucis liés au sommeil. Bien sûr, dormir avec un ronfleur (majorité d'hommes) est un véritable problème pour le partenaire, qui de fait voit son sommeil dérangé, mais c'est aussi un problème pour le ronfleur lui-même qui peut être empêché de trouver le sommeil à cause de ses ronflements et voir son sommeil perturbé la nuit.

On peut distinguer les ronflements ponctuels, dus à la consommation d'alcool le soir, à un rhume qui obstrue les voies respiratoires ou à un surpoids (que l'on peut donc corriger), et les ronflements structurels. Dans ce dernier cas, le son vient la plupart du temps de la vibration du voile du palais sous l'effet du passage de l'air. Un palais trop long, trop lourd ou trop mou peut se mettre à vibrer de façon trop importante... et bruyante ! Par exemple, sous l'effet des hormones, les femmes enceintes se mettent à ronfler parce que les tissus mous sont relâchés.

Que faire ?

- Allez voir un spécialiste (ORL) pour évaluer la forme de votre palais.
- Dormez sur le côté : pour vous y habituer, il suffit de coudre une balle de tennis dans le dos d'un vieux tee-shirt pour rendre la position sur le dos inconfortable.
- Faites-vous examiner pour l'apnée du sommeil, qui peut aussi être responsable des ronflements.

sur 14 ans. Les sujets qui dormaient 4 heures ou moins par nuit, comme ceux qui dormaient 10 heures ou plus, ont révélé un risque de près de 50 % de plus de mourir d'une attaque cardiaque que ceux qui dormaient une moyenne de 7 heures : il faut donc trouver le juste équilibre.

Le cycle du sommeil : cortisol et mélatonine

Le sommeil et l'éveil répondent à la production de 2 hormones clés, dont le fonctionnement très simple permet de comprendre les mécanismes du sommeil. La 1re, la mélatonine, est produite au centre du cerveau par la glande pinéale à la tombée de la nuit pour faciliter l'endormissement. Ses quantités augmentent jusqu'à environ 4 h du matin avant de chuter. La 2e, le cortisol, est son opposée : cette « hormone de l'éveil » est produite le matin dès 5-6 h et augmente jusqu'à 10 h avant de décroître dans l'après-midi et la soirée. Voilà les 2 régulateurs du cycle veille-sommeil. Or le taux de mélatonine, l'hormone essentielle pour une bonne qualité du sommeil, a tendance à diminuer aussi avec l'âge, faisant apparaître les insomnies.

Si on manque de mélatonine, ce qui arrive souvent en hiver (c'est la lumière extérieure qui stimule sa production), le sommeil est moins bon. La lumière est en effet le plus puissant des synchronisateurs du rythme biologique : elle est comme un signal, transmis par nos yeux au cerveau, qui déclenche alors la production d'hormone. C'est ainsi que tout l'organisme ou presque est calé sur un cycle d'une journée et se décale en permanence en fonction de la luminosité, qui influence le rythme veille-sommeil mais aussi la température corporelle ou encore la mémoire. C'est pourquoi, pour se resynchroniser lors d'un gros décalage horaire, il est indiqué de prendre de la mélatonine en comprimés avant de se coucher, à l'aller comme au retour. On peut aussi se la faire prescrire à faible dose pour régler les troubles du sommeil et aider le corps à s'ajuster. Mais attention, la mélatonine en complément n'est pas miraculeuse et, surtout, elle n'allonge pas la durée de sommeil. Toutefois, elle facilite l'endormissement et permet alors un sommeil de meilleure qualité. À partir de 55 ans (son efficacité et son innocuité n'ayant pas été confirmées chez les moins de 55 ans), on peut s'en faire prescrire sur ordonnance sous le nom de Circadin®, dosée à 2 mg. Il s'agit d'une mélatonine « retard », qui diffuse pendant la nuit. On lui a aussi prêté des propriétés antivieillissement ou anticancéreuses, ce qui a suscité un fort engouement à son égard, au point qu'elle est vendue comme un simple complément nutritionnel aux États-Unis…

L'idéal reste de parvenir à augmenter naturellement la mélatonine avec la lumière : il faut une stimulation suffisante des cellules de la rétine pendant la journée pour que la mélatonine soit secrétée pendant la nuit. Les aliments riches en sérotonine ou en tryptophane peuvent également y contribuer : le lait, les noix et la banane consommés entre 16 h et 18 h facilitent ainsi l'endormissement : tout comme les féculents au repas du soir, en particulier les pommes de terre bouillies.

En ce qui concerne le cortisol, sa production est stimulée par l'activité, les émotions, le stress. Étant donné qu'il optimise l'état d'éveil, toute activité stimulante ou stressante en fin de journée peut rendre le sommeil difficile. En cas de répétitions fréquentes, cela peut entraîner un réel dysfonctionnement pour le corps, qui se désynchronise totalement, et à long terme un dérèglement du rythme veille-sommeil affectant d'autres productions hormonales. Ce phénomène est d'ailleurs de plus en plus mis en cause dans nombre de processus dégénératifs liés à l'âge, tels les cancers, impliquant une baisse de résistance, une plus grande fragilité, des infections plus fréquentes, une fatigue chronique et une récupération de plus en plus difficile… ce qui entraîne trop souvent pour les seniors un recours massif aux médicaments pour soigner ces symptômes, sans résultats.

2 Mon programme sommeil

Les troubles du sommeil n'ont rien de fatal et la prise de médicaments n'est pas obligatoire en cas d'insomnie. Voici un programme pour vous aider à relancer un cycle de sommeil régulier et à profiter à fond de nuits vraiment réparatrices, qui vous garderont en forme.

■ PHASE 1 : OBSERVER SON SOMMEIL

Il est important, pour ne pas dire primordial, quand on cherche à dormir mieux, d'analyser les causes de ce qui perturbe notre sommeil. Sachant que nous n'avons pas non plus tous les mêmes besoins. En revanche, les solutions pour arriver à trouver son rythme ne sont pas tellement difficiles à mettre en place. Encore faut-il s'y tenir, car il est majoritairement question d'habitudes.

Calculer ses besoins en sommeil

Un test simple peut vous permettre de savoir quel type de dormeur vous êtes et d'évaluer le nombre d'heures de sommeil dont vous avez besoin. Pour cela, il faut pouvoir vous lever tard plusieurs jours de suite, sans contraintes matinales. Il suffit de se coucher à une heure normale mais de ne pas mettre son réveil le lendemain. Et ceci jusqu'à ce que se dégage une tendance. Le 1er jour ne compte pas. Regardez au bout du 2e, 3e, 4e jour quelle est l'heure à laquelle vous vous réveillez naturellement. Cela vous donne le nombre d'heures de sommeil dont vous avez besoin. Il suffit par la suite de caler votre heure de coucher en fonction de votre heure de réveil pour offrir à votre corps environ ce nombre d'heures. Vous pouvez aussi moduler votre « nouveau » temps de sommeil en le pondérant avec votre âge. Lorsqu'on vieillit, le besoin de

? LES HEURES AVANT MINUIT COMPTENT-ELLES DOUBLE ?

Souvent appelées les *golden hours*, les heures de sommeil avant minuit sont réputées présenter de nombreux bénéfices sur la qualité de récupération et le renouvellement cellulaire. En réalité, il faut surtout diviser la nuit en 2 parties et en cycles qui font se succéder sommeil léger, sommeil profond et sommeil paradoxal (moment où nous rêvons), dans une proportion qui change au fil de la nuit. Ainsi, en début de nuit et jusqu'à 3-4 h du matin, le sommeil est en effet plus profond, tandis que la 2e partie de la nuit jusqu'au réveil est plus riche en sommeil léger et en sommeil paradoxal. On pourrait donc penser que la 1re partie du sommeil « avant minuit » compte plus, mais si vous avez l'habitude de vous coucher à minuit, pas d'inquiétude, cette phase ne sera pas zappée : elle arrivera seulement entre minuit et 2 h. En revanche, si vous vous levez tôt en vous couchant à minuit, la fin de la nuit sera amputée si vous n'avez pas eu vos 7-8 heures de sommeil. Alors gare à la fatigue !

sommeil diminue, tandis qu'il augmente chez les actifs ou à certaines périodes.

Évaluer les causes du manque de sommeil

Qu'est-ce qui vous empêche de dormir ? Est-ce que vous vous endormez facilement mais dormez mal, l'inverse, ou peut-être les deux ? Cela n'a pas la même signification.

Si vous avez du mal à vous endormir, est-ce parce que vous ressassez des pensées ? Est-ce que vous ressentez de l'angoisse ? Ou peut-être vous retournez-vous pendant des heures ? Ou alors vous vous endormez presque, puis vous vous réveillez à nouveau ? Tous ces éléments doivent vous permettre de savoir si la gêne est plutôt d'ordre physique ou mental afin ensuite d'appliquer certaines astuces (voir la fin du chapitre).

Si au contraire vous vous endormez sans problème mais que vous avez un sommeil agité, si vous vous réveillez pendant la nuit mais vous rendormez ensuite, votre sommeil est haché et non réparateur et c'est peut-être dû aux conditions de sommeil (bruit, lumière…). Mais si, quand vous vous réveillez, vous avez les yeux grands ouverts et ne vous rendormez pas, c'est peut-être autre chose : les fameuses hormones ou des pensées parasites.

Enfin, peut-être vous endormez-vous paisiblement, mais vous réveillez-vous, sans comprendre pourquoi, beaucoup trop tôt à votre goût : c'est peut-être que votre cycle n'est pas adapté à vos besoins. Enfin, prenez en compte les médicaments que vous prenez, car certains peuvent avoir une influence sur le sommeil. Si vous savez quand vos troubles du sommeil ont commencé, cela peut être un autre indice : qu'est-ce qui a changé dans votre vie à ce moment-là ?

Astuce

Consignez pendant 15 jours ce qui vous arrive la nuit afin de recueillir un maximum d'informations qui vous aideront à y voir plus clair. Le fait de noter ce qui se produit va faire travailler votre cerveau et peut-être vous pousser instinctivement à vous coucher quand vous en sentirez le besoin ou vous faire prendre conscience de certains éléments de votre quotidien qui interfèrent sur votre sommeil.

PHASE 2 : VERS UN MEILLEUR SOMMEIL

À présent, vous savez peut-être un peu mieux pourquoi vous « dormez mal », et pour commencer à y remédier, voici les recommandations d'usage, classiques, que vous pouvez mettre en œuvre, en allant piocher dans les astuces ci-dessous.

À partir des observations que vous avez pu faire sur vos nuits perturbées, déterminez les améliorations que vous recherchez : dormir plus, mieux, moins (en cas de dépression par exemple), vaincre l'insomnie, vous coucher moins tard, ne pas vous énerver si vous vous réveillez...

Pour se préparer au sommeil

- **Évitez les excitants au dîner** (café, tabac, alcool) et les plats très épicés, trop lourds ou au contraire trop légers (la faim peut vous réveiller).
- **Consommez des aliments riches en tryptophane en fin de journée :** pommes de terre bouillies, orge, riz complet, noix et autres arachides (cacahuètes, noix de cajou...), lait et produits laitiers (parmesan, gruyère), graines de courge, de citrouille, protéines de soja, œufs, chocolat (eh oui !), et banane, levure de bière.

COUP DE GUEULE : OUI AU LAIT SUCRÉ !

En tant que médecin nutritionniste, je suis vraiment lassé de voir diabolisés un grand nombre d'aliments dont le sucre... le soir ! Bien sûr qu'il faut éviter une orgie de bonbons avant de dormir, mais de là à s'interdire un verre de lait chaud sucré, non. Faisons preuve de bon sens : mieux vaut un petit coup de pouce au sommeil qu'une privation inutile. Car cette « recette » possède un effet relaxant démontré, lié au tryptophane du lait, cet acide aminé aidant à synthétiser la sérotonine qui favorise l'endormissement. Quant au sucre ou au miel, la légère sécrétion d'insuline qu'il déclenche... renforce l'action du tryptophane. Il serait dommage de s'en passer !

- **Pensez à la luminothérapie.** En exposant la rétine à la lumière à des moments précis de la journée, la durée et la qualité du sommeil sont améliorées. C'est une aide reconnue. En s'exposant à la lumière le matin, on donne au cerveau le top départ d'une journée de 16 heures. Cela resynchronise l'horloge interne, donc améliore le sommeil.

- **Certains compléments alimentaires** contiennent des plantes qui favorisent l'endormissement (mélisse, verveine, tilleul, camomille, valériane…) et/ou différentes substances (mélatonine, vitamine B6, magnésium…). La mélatonine favorise le sommeil. Bien qu'elle soit en vente libre, mieux vaut avoir l'avis d'un somnologue. Antistress, le magnésium peut aussi aider à améliorer le sommeil.

Pour faire le calme dans son esprit

- **Chassez les idées fixes et les soucis.** Pour éviter d'avoir la tête envahie de pensées au moment du coucher, offrez à votre cerveau un temps de débriefing sur la journée avant de vous mettre au lit. Dans les transports en rentrant, ou avant le dîner, faites le point sur la journée passée… et celle à venir : s'il le faut, dressez une liste des choses à faire le lendemain pour éviter d'y penser au coucher. Vous pouvez aussi consigner sur un papier les pensées négatives ou qui vous préoccupent pour les chasser de votre esprit. On recommande souvent d'avoir des pensées positives et, au moment de s'endormir, de se mettre à imaginer soit une forme de vie idéale, soit un élément utopique mais contribuant à apporter une dose de bonheur. Que feriez-vous par exemple si vous étiez sur une plage avec une mer calme et chaude ? Imaginez que vous venez de gagner au Loto... Remettez-vous en mémoire un souvenir d'enfance particulièrement heureux... Bref, paupières fermées, essayez d'imaginer que se produit devant vous un spectacle qui vous donne du bonheur. Le principe n'est pas idiot, car il stimule en réalité des hormones du plaisir et par là même la mélatonine.

- **Relaxez-vous.** Inspirée par la sophrologie, l'idée est de détendre chaque partie du corps en conscience, en détendant chaque muscle que l'on passe en revue mentalement, 1 fois au lit : la main droite, le bras droit, l'épaule, le cou... Plus efficace que de compter les moutons ! (On trouve de plus en plus d'exercices de ce type sur le web et sur YouTube !)

- **Pensez aux CD de relaxation.** Sons naturels (vagues, chants d'oiseaux...) ou instrumentaux, séances de sophrologie, ces CD visent à créer une atmosphère de détente propice à l'endormissement en détournant l'attention des soucis. Ils permettent aussi d'éviter de se se focaliser sur son endormissement et masquent d'éventuels bruits inquiétants ou gênants. Certains rythmes lents semblent aussi favoriser l'endormissement. (Je me suis surpris moi-même, un soir de sommeil difficile, à tester quelques-unes des nombreuses vidéos d'assistance au sommeil. La voix des intervenants et les paroles quasi hypnotisantes contribuent à suggérer un état de somnolence favorable au sommeil.)

Pour des nuits paisibles

- **Coupez les écrans** 1 heure au moins avant le coucher.
- **Couchez-vous dans le calme**, si possible dès que vous commencez à ressentir les premiers signes de fatigue.
- **Dormez au frais.** La température ambiante devrait se situer autour de 20 °C, et ne jamais dépasser 24-25 °C. Il vaut mieux bien se couvrir et respirer un air frais que surchauffer la chambre et dormir légèrement vêtu. Pensez aussi à aérer tous les matins et longtemps (1 heure est recommandée même si ce n'est pas facile en hiver) pour renouveler quotidiennement l'air de votre chambre.
- **Utilisez 2 couvertures, 1 pour chacun.** Si vous dormez à deux, vous partagez sans doute la même couette et les mouvements de votre partenaire peuvent vous gêner ou vous réveiller. C'est encore pire, s'il s'enroule dedans ou tire dessus… Bref, mieux vaut avoir chacun la sienne quand on veut améliorer sa qualité de sommeil.
- **Réservez votre lit au sommeil.** Pour créer une association lit-sommeil, évitez d'y faire autre chose, comme

téléphoner, regarder la télévision ou l'ordinateur, vous faire les ongles… Réservez l'usage du lit au sommeil et au sexe (que l'on peut aussi faire ailleurs…) : dans les deux cas, votre cerveau saura ce qu'il vient y faire au moment de s'y glisser et sera mis en condition.

- **Faites le silence.** Vous ne pouvez peut-être rien aux bruits de la rue (à part investir dans des doubles vitrages), mais vous pouvez tout à fait agir sur une horloge qui fait tic-tac, une machine qui émet un petit sifflement. Et si votre environnement est vraiment très bruyant, optez pour des bouchons d'oreilles. Attention, à l'inverse, une chambre très (trop) silencieuse peut rendre intolérant au moindre bruit par la suite : il existe pour cela des générateurs de bruit dit « blanc » pour habituer l'oreille à un ronronnement qui n'existe pas et qui peut manquer !

Pour faciliter l'endormissement

- **Réchauffez vos pieds et vos mains.** Si vous avez froid aux extrémités, couvrez-vous en conséquence, mettez des chaussettes pour éviter d'avoir les pieds glacés par exemple, frottez-vous les mains, mais évitez de monter le chauffage dans la chambre.
- **Prenez un bain** avant le coucher, avec une eau moins chaude que d'habitude (maximum 30 °C), pour abaisser naturellement la température du corps et le préparer au sommeil.

SI VOUS N'ARRIVEZ PAS À VOUS ENDORMIR

Inutile de rester à bouillonner dans son lit si on sent que l'on n'est pas sur le chemin du sommeil. Levez-vous, allez lire (un livre, mais pas sur écran) dans une pièce sombre, ou écrire pour distraire votre esprit (pas de télévision, bien sûr), jusqu'à ce qu'un nouveau cycle de sommeil se manifeste. À ce moment-là seulement, recouchez-vous.

- **Respirez.** Comme nous l'avons vu avec la clé Forme, la respiration fait des merveilles sur l'organisme. Une respiration ventrale calme et profonde, par exemple, envoie au corps les mêmes signaux que celle que vous avez naturellement quand vous êtes complètement détendu, relâché, prêt à dormir. Et cela stimule le système parasympathique du corps, naturellement calmant.

- **Évitez la lumière et les écrans.** Même paupières closes, l'œil reçoit la lumière, qui agit comme un stimulus sur le cerveau : c'est d'ailleurs le principe des réveille-matin qui diffusent de la lumière avant de sonner pour opérer un pré-réveil physiologique imitant le lever du soleil. Il est donc important de se préparer au sommeil dans une ambiance tamisée. Évitez, SURTOUT, les écrans : ils fonctionnent avec une lumière dite bleue qui trouble la mélatonine et peut retarder de 1 heure l'endormissement. Le conseil est valable pour les smartphones comme pour les tablettes et ordinateurs. Méfiez-vous aussi du petit réveil en apparence très innocent, mais qui clignote toute la nuit.

- **Adoptez les masques de sommeil,** qui permettent d'obtenir l'obscurité totale. Ils sont intéressants pour ceux que le moindre filet de lumière empêche de dormir. En revanche, évitez ceux qui sont pourvus de points bleus, car cette couleur favorise l'éveil.
- **Les huiles essentielles peuvent vous aider,** si vous en appréciez la senteur. Elles peuvent générer des souvenirs olfactifs agréables qui détournent votre attention de vos préoccupations du moment en vous rappelant de bons moments ou des sensations confortables. Mais le parfum doit être léger, sinon gare à l'écœurement.

Astuces pour mieux se réveiller

Exposez-vous au maximum à la lumière naturelle dès le réveil : nous l'avons vu, cela envoie au cerveau un signal qui engendre un réveil physiologique et apporte la sensation d'être alerte bien plus vite. Ouvrez les rideaux/volets, regardez le ciel et laissez entrer la lumière pendant plusieurs minutes.

Ne repoussez pas le réveil. « 5 minutes de plus, seulement »… et vous voilà à relancer votre alarme pour la 3e fois pour finir par vous mettre en retard en restant dans un demi-sommeil néfaste à un vrai réveil. Mieux vaut programmer le réveil plus tard et vous lever en une seule fois que de replonger dans quelques minutes d'un sommeil de mauvaise qualité destiné à être coupé de nouveau.

ZOOM SUR LES ONDES CÉRÉBRALES

L'intensité de l'activité cérébrale se manifeste par la fréquence d'ondes, que les chercheurs ont réussi à mesurer avec des électrodes d'après leurs « ondulations » mesurées en hertz (1 Hz = 1 ondulation par seconde). Un cerveau actif en a 4 ou 5 types :

- 0,5 à 4 Hz : les ondes delta, celles du sommeil profond, sans rêves.
- 4 à 7 Hz : les ondes thêta, celles de la relaxation profonde, des yogis.
- – 8 à 13 Hz : les ondes alpha, celles de la relaxation légère et de l'éveil calme.
- 14 Hz et plus : les ondes bêta, celles des activités courantes.
- 30-35 Hz : les ondes gamma, celles d'un processus hyper-intense de création ou de réflexion.

L'idéal, pour s'endormir, est de passer en ondes alpha, le cerveau repassant en ondes bêta pendant les phases de rêve du sommeil paradoxal, comme si nous vivions ce dont on rêve. C'est d'ailleurs pourquoi, quand on est préoccupé par un problème, le cerveau reste en ondes bêta, si bien qu'on a du mal à s'endormir… C'est aussi ce sur quoi reposent les méthodes de relaxation qui associent une musique au rythme spécifique et des injonctions parlées qui s'approchent de la technique de l'hypnose.

■ PHASE 3 : 15 JOURS POUR SE RECALER

L'horloge interne est un mécanisme très influençable mais aussi, pour les mêmes raisons, très adaptable : elle se synchronise naturellement sur les cycles jour-nuit grâce à la lumière du jour pour induire le cycle veille-sommeil. Il faut environ 10 à 15 jours pour resynchroniser l'horloge interne et adopter un nouveau rythme. On le voit très bien avec les enfants lors du changement d'heure : ceux-ci peuvent être décalés immédiatement et mettre 15 jours à retrouver leurs marques. (D'où la remise en cause des « petites vacances » du calendrier scolaire, adaptées au marché du tourisme hivernal, mais qui fatiguent plus qu'elles ne remettent en forme. Mais c'est une autre histoire !) Pour ancrer vos nouvelles habitudes et instaurer un sommeil réparateur, donnez-vous 15 jours. Comme une cure, ces 2 semaines doivent être destinées à l'amélioration de votre sommeil, sans entorse (sorties tardives, etc.). Au programme :

– se coucher 1 heure plus tôt ;

– appliquer toutes les astuces ci-dessus ;

– ne pas déroger à votre routine ni aux exercices ;

– 1 heure avant le coucher, éteindre tous les écrans.

Se coucher et se lever à la même heure

C'est le nouveau point à mettre en place pendant ces 15 jours pour reprogrammer votre horloge interne. Le corps anticipe alors et met petit à petit en place les programmes nécessaires pour un coucher et un lever faciles. L'heure de réveil est presque plus importante que le coucher, car c'est la lumière du matin qui va ancrer physiologiquement le changement avec ce signal qui va le « remettre à l'heure » : respectez le même horaire de réveil le week-end.

Ne flanchez pas, c'est l'aboutissement de votre programme, et rien n'y résiste : rester éveillé tard ou faire la grasse matinée 1 fois pendant ces 15 jours peut bouleverser à nouveau votre horloge naturelle.

Pour vous aider à vous réveiller

Au début de ce programme de 15 jours, pour vous aider à vous réveiller, faites cet exercice de projection. Ici, ce que l'on veut, c'est se réveiller en forme, au moment où le réveil sonnera, pour que le lever soit moins difficile.

Il va s'agir en quelque sorte de « parler » à son horloge interne pour la programmer. Pour cela, regardez toujours l'heure à laquelle vous vous couchez, comptez les heures que vous allez dormir, et pensez à l'heure qu'il sera au moment de vous réveiller. Il faut que ce soit toujours la même heure. Imaginez-vous sortir du sommeil à cette heure-là, ouvrir les yeux, projetez-vous physiquement dans ce moment futur, en vous étirant par exemple. En 15 jours, il est possible de se « programmer » pour se réveiller ainsi et de se réveiller quelques minutes avant que le réveil ne sonne, spontanément, entièrement et d'un seul coup.

UN RÉVEIL AUX AURORES ?

La dernière tendance en termes de développement personnel consisterait à se lever 1 à 2 heures plus tôt que d'habitude pour pouvoir faire toutes les activités qui nous font du bien sans empiéter sur notre journée. On serait plus épanoui et même… moins fatigué ! L'idée est en effet charmante puisqu'elle défend le principe de nous consacrer du temps, en nous livrant aux activités qui nous détendent et nous font plaisir. Mais concrètement, avant de se lancer dans ce genre de pratique, mieux vaut être débarrassé de tout problème de sommeil. Autrement dit, il est bien plus urgent pour tous ceux qui ont un sommeil difficile de le régler et d'apprendre à bien dormir que d'empiéter sur un temps de repos déjà bien malmené.

PHASE 4 : SOIGNER SON SOMMEIL

Dans cette phase, il faut vraiment que la qualité de sommeil soit une préoccupation constante ou presque. Après avoir testé les astuces qui facilitent le sommeil pour voir celles qui vous conviennent (phase 2), essayez de les mettre en œuvre toutes ensemble quotidiennement : surveillez votre nourriture le soir, détendez-vous, réaménagez votre chambre au besoin, mettez en place votre routine…

La routine du soir

L'idée est de programmer une amorce du sommeil en douceur, avec des gestes identiques répétés chaque soir, tout comme on lit une histoire à un enfant qui sait alors que c'est « l'heure du dodo ». Choisissez 4-5 choses à faire avant de dormir et faites-les chaque soir : boire une tisane, prendre un bain, se masser les pieds, brosser ses cheveux, méditer, préparer ses vêtements ou son petit déjeuner pour le lendemain… Pour compléter, vous pouvez aussi vous fixer des horaires limites pour certains gestes, comme éteindre tous les écrans à 21 h, se laver le visage à 22 h, et même programmer une alarme à respecter pour… aller vous coucher séance tenante, en arrêtant ce que vous faisiez pour vous forcer à ne pas traîner inutilement.

Des exercices à inscrire au quotidien

1. La méditation pour trouver le sommeil

Pas besoin d'être expert pour méditer : méditer revient simplement à prendre un moment de calme, pour soi, pour faire le vide en s'aidant de la respiration et passer en ondes alpha. Par exemple, asseyez-vous en tailleur par terre, sur un coussin, et effectuez des respirations lentes, profondes et tranquilles, en gonflant le ventre à l'inspiration. Expirez lentement, plus lentement que vous n'inspirez. Refaites-le 10 fois en comptant de 10 à 1, sans penser à rien d'autre qu'à votre souffle. Vous pouvez imaginer, si des pensées parasites arrivent, qu'un train passe dans le lointain et les emporte.

2. La visualisation pour une nuit paisible

Pour faire simple, visualiser consiste à projeter en images dans sa tête ce que l'on désire obtenir. La visualisation est un concept fascinant, car elle peut agir comme un leurre pour le cerveau : à force d'imaginer en images et en détail ce qui va arriver, on va déclencher les mêmes mécanismes que si ce que l'on imagine arrivait en vrai. Il s'agit là d'une sorte de projection auto-réalisatrice.

- **Concrètement :** mettez-vous au lit et tentez de passer dans un mode cérébral alpha, très calme. Pour cela, faites un double décompte : inspirez et expirez 3 fois en visualisant le chiffre 3, puis 3 fois en visualisant le chiffre 2, et encore 3 fois en visualisant le chiffre 1. Ensuite, comptez à rebours de 10 à 1. Répétez une phrase qui vous plaît, comme un mantra (« Je suis bien, je suis serein , je vais bien dormir » ou « Je suis prête à passer une bonne nuit » ou « Mon corps est calme, mon esprit aussi, je vais dormir maintenant »). Puis visualisez l'endormissement : les yeux qui se ferment, la conscience qui s'allège, avant de vous voir dormir, toute une nuit, un léger sourire aux lèvres.

CLÉ N° 5

LA CLÉ CORPS

J'ai longtemps hésité à écrire ce chapitre, car je me demandais si c'était bien mon rôle de nutritionniste ayant une certaine expérience de la psychologie. Et je me suis rendu compte que je ne m'étais jamais intéressé vraiment à cette forme subtile que peut prendre la relation entre le corps et l'esprit dans des domaines que les scientifiques trouvent toujours futiles. Or, en discutant avec de nombreuses femmes et de nombreux hommes, je me suis aperçu que ce que l'on appelle le sens commun porte en lui une vérité dont on ne parle pas assez. Pourquoi a-t-on toujours considéré, au moins chez les scientifiques, l'aspect extérieur, les soins cosmétiques, la mode vestimentaire comme des facteurs annexes, voire négligeables, des états de bien-être ? C'est cette question qui m'a conduit à écrire ce qui suit.

1 Le corps/accord pour vivre mieux

Peut-être êtes-vous étonné de voir une partie consacrée à l'enveloppe corporelle dans un livre sur la santé, et pourtant… Le rapport au corps n'a jamais été aussi fondamental qu'aujourd'hui. Notre époque balance entre une valorisation parfois excessive du corps, qu'on expose souvent sans retenue, et un discours culpabilisant, qui encourage certes une prise en main de son corps pour des raisons de santé mais juge souvent superficielle l'attention portée à son enveloppe corporelle – comme si l'approche esthétique était dénuée d'intérêt. Comme toujours, la vérité est entre les deux, et il revient à chacun de trouver le juste équilibre dans le rapport avec son corps.

Mais en tant que médecin, j'ai eu envie d'aborder ce que j'appelle le « corps/accord » sous l'angle de la science. Au-delà des courants de pensée, des philosophies et des croyances, il y a des éléments concrets qui confirment l'importance d'accorder attention et bienveillance à notre enveloppe corporelle. Jusqu'ici, j'ai surtout abordé le mieux-vivre sous l'angle de la santé : apporter au corps des aliments carburants de qualité pour lui fournir de l'énergie et l'aider à lutter contre les maladies qui le guettent, le mettre en mouvement pour entretenir sa résistance physique et sa mobilité, soigner son sommeil pour permettre à l'organisme de récupérer de journées souvent très remplies.

Ces trois clés exigent un mental fort, qui donne l'énergie intérieure de changer et apporte sérénité et plénitude. Mais cette évolution que je vous propose ne serait pas complète si elle ne prenait pas aussi en compte le corps, non pas comme organisme physique, mais comme l'enveloppe vivante de notre présence au monde. Mon message est simple : prendre soin de son corps est un acte responsable. Il faut apprendre à l'écouter. Et il nous parle grâce à un messager hors normes : la peau.

La peau est essentielle à la vie

Le saviez-vous ? La peau est… un organe ! C'est d'ailleurs le plus grand que nous possédions : entre 1,5 et 2 m^2 de surface. Même si elle est très fine et fragile, la peau nous protège des agressions extérieures, comme les microbes, les chocs ou encore les rayons solaires. Mais ses autres fonctions sont nombreuses : rôle immunitaire, régulation thermique, synthèse hormonale et des vitamines…

Mais au-delà de ce rôle physiologique, la peau a une forte dimension psychosociale et relationnelle. Limite entre soi et le monde, lien sensoriel avec l'autre, premier lien entre la mère et l'enfant, cet organe absorbe, refuse, réagit et exprime de très nombreuses choses. La peau est à la fois un contenant (sans elle, le corps se disloquerait) et une porte entre le monde et nous. Elle exprime aussi sous forme de maux des messages que l'on ne parvient pas à verbaliser. Les maladies de peau ont souvent un caractère psychologique qu'il faut savoir déchiffrer, souvent en rapport avec soi et l'autre, ou avec le stress.

La peau possède une batterie de récepteurs sensoriels : des terminaisons nerveuses permettant de répondre aux différents stimuli comme le toucher, le contact, la température ou la douleur. Ces minuscules récepteurs sensitifs (2 500 par cm^2 rien qu'au niveau de la pulpe des doigts) transmettent les « informations » reçues par le toucher au cerveau, qui déclenche différentes réactions dans tout l'organisme, comme la libération d'endorphine, d'ocytocine et de dopamine, des hormones aux effets apaisants qui réduisent le stress et inhibent la peur, mémoire du sentiment de sécurité absolue ressenti dans le monde utérin avant la naissance.

En effet, déjà dans le ventre de la mère, baignant alors dans le liquide amniotique, le fœtus perçoit des sensations tactiles par les mouvements et pressions du corps contre la paroi de l'utérus. Un ressenti rassurant qu'il cherchera ensuite à reproduire autant que possible par le contact avec sa mère. Le sentiment de sécurité induit par le contact et le peau à peau perdure pendant toute la vie et est d'ailleurs nécessaire à un développement psychique et émotionnel épanoui des enfants. Plusieurs études ont montré qu'un enfant privé de contact, que l'on ne câline pas ou ne cajole pas, qui est repoussé physiquement, bien qu'il reçoive des gestes basiques (nourriture, soins), ne développera pas de sécurité affective et manifestera souvent dans sa vie adulte des comportements pathologiques dans la relation à l'autre (agressivité, repli sur soi). Le contact est en effet un besoin élémentaire à combler, aussi indispensable que de se nourrir ou dormir. On comprend mieux l'importance capitale que prennent les soins du corps dans notre bien-être intérieur.

Soins du corps et estime de soi

Les soins cosmétiques procurent à l'esprit comme à l'épiderme un bonheur réel par un contact agréable pour soi comme pour les autres. La peau et le cerveau se voient liés par cette sensation. Cette relation, qui touche au plus profond de l'individu, exerce une influence sur le regard de l'autre, une forme de pouvoir, mais conditionne aussi la relation avec soi-même. N'oublions pas que le principal objectif de la cosmétologie est d'embellir la peau. Ainsi, les crèmes doivent également aider l'utilisateur à se réconcilier non seulement avec sa peau et avec son corps, mais aussi, bien souvent, avec l'image de soi et avec une estime de soi qu'il croyait perdue.

Le souci esthétique engendre le désir de présenter une image de soi aussi proche que possible de l'idéal culturel du moment ; la cosmétique a pour but de satisfaire ce désir ; les produits cosmétiques ont toute leur utilité pour l'hygiène et l'entretien du corps, et bien évidemment pour le plaisir qu'ils procurent. Car un cosmétique ne serait plus un cosmétique si on n'ajoutait pas la notion de plaisir, donné en grande partie par la qualité des textures. La crème doit apporter un plaisir et un confort évidents et immédiats par des textures veloutées.

Un produit cosmétique est avant tout un produit qui nous permettra de nous sentir mieux, de nous sentir plus beau.

IDÉE REÇUE : LES SOINS DU CORPS SONT SUPERFICIELS

Appliquer une crème hydratante, se faire un gommage, se masser ne sont peut-être pas des soins au même titre que ceux que l'on reçoit dans un hôpital, mais parfois ils soignent tout autant ! Retrouver le plaisir de se maquiller et de se trouver belle, retrouver de la virilité grâce à des implants capillaires, retrouver le sourire grâce à un soin anti-acné qui marche ou encore retrouver l'envie de séduire en prenant soin de sa peau, ou avec un nouveau parfum... Tout cela aide à se sentir en forme, jeune et heureux. C'est précieux et je suis pour toutes les sources de joie ! À l'hôpital, d'ailleurs, les infirmières savent bien l'importance que peuvent avoir les soins du corps, le besoin de se sentir propre, coiffé, de sentir bon : tout cela joue sur le moral, qui agit à son tour sur la guérison. Il est alors idiot de penser que consacrer du temps chaque jour à sa peau et de son corps est superflu et même futile : c'est au contraire inestimable, car cela touche aux profondeurs et à la complexité de la psyché d'une manière très subtile. Et si se faire les ongles ou appliquer un après-rasage hydratant a un effet positif sur le moral, il serait dommage de s'en priver !

Les échanges tactiles envoient d'ailleurs des signaux très positifs au cerveau : ces hormones du bien-être à l'effet euphorisant, dont nous avons déjà parlé, ont aussi un effet analgésique et apportent un apaisement réel à des patients qui souffrent. Il en résulte un « relâchement » psychologique et physique : baisse du rythme cardiaque, ralentissement de la respiration et même relance du transit intestinal pour le rééquilibrer.

Un massage musculaire permet également de stimuler le processus de nettoyage du corps par le drainage des liquides (sang et lymphe).

En résumé, le corps est bel et bien une clé du mieux-vivre : le toucher et le massage, comme l'application d'un soin hydratant pour le corps par exemple, génèrent endorphine, ocytocine et dopamine, faisant diminuer le taux de cortisol (l'hormone du stress). Par ce contact agréable, on favorise le relâchement des tensions et le corps abaisse naturellement son niveau de défense, ce qui provoque un accroissement de sa sensibilité et de sa réceptivité. L'utilisation des cosmétiques va donc bien au-delà de leurs actions hydratantes, tensioactives et autres vertus vantées par les publicités… Car elle pourra permettre une réelle appropriation du corps, entraîner des secrétions hormonales positives, et même, pour aller plus loin, favoriser les échanges avec nos congénères.

ZOOM SUR LES SOINS ESTHÉTIQUES À L'HÔPITAL

La beauté aide à mieux vivre : partant de ce constat, le CEW, le réseau international des professionnels de la beauté, a fondé des centres de soins esthétiques gratuits en milieu hospitalier pour redonner aux malades l'envie de s'aimer et de plaire. Le 1er centre est né il y a 15 ans déjà, à l'Institut Gustave-Roussy, le plus grand centre de lutte contre le cancer en Europe. CEW France réunit 260 femmes qui exercent toutes des responsabilités dans les métiers de la beauté. Les centres de beauté CEW sont présents dans 12 hôpitaux de Paris et sa région, 1 hôpital à Marseille, 1 hôpital à Perpignan et 1 hôpital à Montpellier ; 20 esthéticiennes interviennent, formées et encadrées par des membres de l'association.

L'installation de la cabine, la rémunération des esthéticiennes, la fourniture des produits sont entièrement assurées par l'association, l'objectif étant de donner gratuitement des soins de beauté aux malades (soins du visage, maquillage, manucure, pose vernis, beauté des pieds, épilation visage, soins du dos).

Ces centres sont gérés bénévolement par les membres du CEW et entièrement financés grâce aux dons d'entreprise, de collectivités territoriales ou de particuliers.

L'association, régie par la loi de 1901, est reconnue d'intérêt général, ce qui permet la déductibilité fiscale des dons dans les limites prévues par la loi. Pour vous renseigner : http://www.cew.asso.fr/

Contact physique et conscience du corps

En déclenchant une activité cérébrale, un massage peut aider un malade à mieux communiquer, à moins sentir les douleurs. Une sorte de « dysmorphophobie » ou déformation imaginaire de l'image du corps (on se trouve énorme alors qu'on est mince par exemple) est un mal assez courant... Le toucher s'inscrit alors comme un sens primordial offrant un lien précieux entre le mental et le corporel pour les aider à se reconnecter : le toucher permet tout simplement de *se sentir* exister ! Il aide à prendre conscience de son unité corporelle, de la façon dont le corps occupe l'espace – une prise de conscience fondamentale dans la perte de poids, par exemple (voir page 274). L'école de psychanalyse brésilienne a été longtemps précurseur avec l'approche tactile dans le traitement des troubles de l'humeur, des dépressions et des chocs traumatiques.

Le contact physique, le massage, la caresse nous atteignent dans la totalité de notre être, bien au-delà de la peau ou des muscles. Pour être bien, une personne doit se ressentir comme une unité, et non se voir en « morceaux » qui ne se parlent pas. De la même manière que des victimes de viol ou violences expliquent très bien qu'elles ne « ressentent plus leur corps », certains traumatismes (violences obstétricales, dénigrement, harcèlement) poussent le cerveau à bloquer les sensations par syndrome défensif pour éviter de souffrir. Ce phénomène de « dissociation », s'il est une défense spontanée au départ, devient ensuite un frein à la guérison, ou devient même la cause de troubles dépressifs ou de blocages physiques : plus on s'éloigne de son corps, moins on est à l'aise avec lui, et moins on est à l'aise, plus on laisse les blocages s'installer, pour en arriver à une entrave à faire du sport, à des problèmes d'intimité qui se répercutent sur la sexualité, etc. Je le vois particulièrement chez les personnes qui rejettent leur corps dès qu'apparaît un surpoids, ou encore chez les femmes qui après un avortement se mettent à grossir pour reproduire la prise de poids consécutive à une grossesse !

En facilitant le ressenti des limites de son corps, le toucher permet aussi de rétablir un schéma corporel déformé, car perturbé par la maladie, les complexes, les chirurgies ou les traumatismes, donc de retrouver son identité physique. C'est pourquoi une bonne perception du corps est indispensable à l'équilibre psychique. Car oui, le corps change, et parfois on se voit toujours « comme avant » ou on ne se voit plus du tout. En cas de blessures, les physiothérapeutes le savent bien, toucher une cicatrice permet d'appréhender son (nouveau) corps différemment, d'accélérer le processus d'acceptation.

La conscience du corps dans l'espace

Dans ma carrière de médecin nutritionniste, j'ai souvent évoqué le concept d'« occupation de l'espace par le corps » avec les hommes politiques dont je me suis occupé. En effet, la prise ou la perte de poids peut se lire comme la transformation d'un corps qui occupe plus ou moins d'espace. Cela a une incidence sur l'engament de la volonté dans une démarche autour du poids : un dirigeant voudra plutôt « exister plus » et pourra avoir du mal à s'affiner, tandis qu'une personne complexée et qui souffre d'une mauvaise estime de soi aura peut-être plutôt envie de « disparaître » et maigrira à outrance. À l'inverse, dans certains cas comme l'anorexie, la perte de poids symbolise le contrôle ultime que l'on a sur le corps, et elle est vécue non pas comme un affaiblissement (pourtant réel), mais comme une démonstration de force (je fais ce que je veux de mon corps), en particulier dans une société qui prend systématiquement le surpoids comme un signe de laisser-aller, de paresse ou de manque de volonté. Prendre conscience de ce phénomène psychique peut être très utile pour les personnes qui veulent perdre du poids. Identifier la raison pour laquelle on n'arrive pas à maigrir, par exemple (« Je ne le mérite pas », « Si je maigris, j'aurais moins "de poids" dans ce que je dis, etc.) peut provoquer un déclic et débloquer la situation.

Au moment de la maternité, le symbolisme du corps est très présent : dans l'inconscient collectif, être mère, c'est être une femme, et être une femme, c'est avoir des fesses, de la poitrine. Le poids peut alors grimper et être difficile à perdre par la suite, par peur de voir disparaître ce statut de femme-mère éprouvé à l'aune de la largeur de son bassin. C'est bien sûr une croyance, mais elle est très bien ancrée. À l'inverse, on peut aussi grossir pour chercher à camou-

IDÉE REÇUE : S'OCCUPER DE SOI EST NARCISSIQUE

J'en ai marre d'entendre que les gens préoccupés par leur apparence sont prétentieux ou narcissiques.

Le culte du corps que l'on peut observer parfois, et qui devient absurde quand il est extrême, n'est pas ce dont je parle ici. Bien sûr que prendre des poses et ne vivre qu'à travers le regard des autres, ne penser qu'à son look son limitants et même tristes, car cela dénote souvent un terrible manque d'estime de soi. MAIS aimer son corps, savoir se mettre en valeur et se sentir satisfait de son apparence sont au contraire très sains. Plus que de nous faire croire qu'il faut être très mince, très grand et très bronzé pour avoir le droit d'exister ou de séduire !

Je sais que la pression est telle aujourd'hui qu'il est difficile de ne pas, face à de tels diktats, éprouver une honte de soi généralisée. Mais, pour faire bonne mesure, dans ce monde qui met la compétition au premier plan, il arrive aussi que la réussite génère de la culpabilité : par exemple, gagner de l'argent n'est pas toujours bien vu.

Alors, puisque tout est critiquable et critiqué, libérons-nous de ces diktats pour ne plus nous fier qu'à un seul jugement : le nôtre ! Si vous voulez vraiment aller bien, ne cherchez pas à entrer dans le moule, inatteignable la plupart du temps : vous n'aurez jamais la silhouette de quelqu'un qui mesure 1,80 m si vous faites 1,65 m ! Alors aimez ce que vous êtes, chérissez-le et souriez.

fler sa féminité : en noyant ses formes dans un corps gras et mou, on essaye de dissimuler sa poitrine, sa taille et tous les éléments sexués de son corps. Une telle distorsion apparaît aussi chez les hommes pour qui, trop souvent, la bedaine est un symbole de puissance. Cette croyance est héritée de ces temps anciens où les « gros » étaient les puissants, ceux qui mangeaient bien, leur ventre étant un synonyme de richesse en quelque sorte. Aujourd'hui, les choses changent et les nouveaux modèles, en la matière, sont plutôt les personnalités qui ont le pouvoir ET un corps maîtrisé, mince, tonique, devenu synonyme de jeunesse et de vie aisée (pouvoir faire du sport et avoir du temps libre est un luxe !).

Priorités et objectifs

Prendre soin de soi doit être une priorité comme les autres. Quelques gestes peuvent suffire à se reconnecter à soi, mais il est nécessaire (même si l'on pense n'avoir pas de problème majeur avec son corps) de prendre le temps d'y réfléchir. Où en suis-je ? Quel est le corps que je veux ?

Lors d'une émission de télévision, au cours d'une interview politique, un chroniqueur de télé, Yann Moix, a fait une réflexion surprenante en déclarant que lors d'une élection, on élisait aussi un corps. Personne n'a relevé cette remarque pourtant si pertinente : car en termes de « marketing » et d'image, la posture, l'attitude et l'allure générale d'un candidat comptent quasiment pour la moitié du vote (constat un peu déprimant certes, mais réel). Il en est de même dans la vie. Ce qui explique que la lutte, légitime, contre la discrimination physique soit si difficile à gagner : l'importance du corps, dans son allure générale (et pas seulement dans son volume), est perçue très tôt, même chez les jeunes enfants. Cela conduit soit à la stigmatisation, soit à l'empathie.

Je vous invite donc à prendre soin de votre corps, sans excès et avec des méthodes simples. De même qu'on peut manquer de confiance en soi (voir la clé Mental), on peut ne pas avoir confiance en son corps, avoir l'impression qu'il nous trahit, et le ressentir alors comme un ennemi, ce qui peut nuire à notre bonheur. C'est sur cette limite incluant une dimension psychologique que les soins du corps interviennent. Car notre corps trahit notre âge (taches sur la peau, rides), il trahit notre malaise (poids), il trahit notre passé (cicatrices), nos heurts intimes (posture), les accidents de la vie (blessures). L'éclosion des spas, des espaces bien-être, des techniques de relaxation, l'essor de la consommation des cosmétiques, autant par les femmes que par les hommes, témoignent d'un réel besoin de se reconnecter avec son corps, non pas pour paraître, mais pour mieux vivre, dans la plénitude et l'acceptation de soi.

2 Mon programme corps/accord

■ PHASE 1 : AMORCER LA RECONNEXION

J'ai rarement rencontré de patient qui soit vraiment à l'écoute de son corps ou qui prenne le temps de… lui consacrer du temps ! À part l'épilation, le maquillage et le coup de brosse quotidiens, qui prend vraiment soin de lui ? On a tendance à trouver cela futile ou prétentieux en oubliant tout ce qui a été dit précédemment.

Voici en préambule 2 exercices très simples pour amorcer la reconnexion. Et n'hésitez pas à tester ce que vous pouvez faire parmi les exemples que je vous donne.

Apprendre à se regarder

L'exercice du miroir n'est pas facile, et toutes les personnes qui doivent essayer des maillots de bain en hiver vous le diront… Nous sommes peu nombreux à être satisfaits de notre physique, alors courage : plantez-vous, nu ou en sous-vêtements, devant le miroir.

Et regardez-vous.

1. Regardez-vous pendant 5 minutes au moins. Détaillez-vous. Scrutez-vous, retournez-vous. Regardez ce que vous ne voulez pas voir. Ce moment particulier

peut faire venir les larmes, ou au contraire agir comme un déclencheur : « *Je ne veux plus de ce ventre. Je veux et je vais changer.* »

2. Maintenant, passez en revue ce qui ne vous plaît pas, ce que vous voulez changer. En détail. Non pas « *Je déteste mes fesses* », mais plutôt : « *Je déteste que mes fesses soient trop grosses, tombantes, trop plates.* »

3. Enfin, listez ce que vous aimez beaucoup, bien ou un peu, ce que vous tolérez, ce qui n'est pas si mal. Vos yeux, vos cheveux, vos mains, votre cou, votre port de tête, votre taille…

3. Comme dans certaines émissions de télévision (« Belle toute nue », par exemple), essayez enfin de vous situer : si vous vous croisiez dans la rue, comment vous verriez-vous ? Auriez-vous un regard aussi négatif que celui que vous portez sur votre corps ? En général, nous sommes plus bienveillants avec le corps des personnes qui présentent des caractéristiques très proches des nôtres ! Cela donne à réfléchir.

Se reconnecter à son corps

Ce second exercice a pour objectif de reconnecter votre tête à votre corps, de recréer un lien mental entre les deux. Faites-le régulièrement ou chaque matin pendant plusieurs jours pour imprimer mentalement vos sensations et leur évolution.

1. Depuis quand n'avez-vous pas pensé à vos pieds ? Commencez ici, yeux fermés, assis par terre ou debout, à passer mentalement en revue chaque partie de votre corps, orteils, cheveux, oreilles, dents, langue, épaules… tout ! Soyez exhaustif !
2. Après ce tour de reconnaissance mentale, passez vos paumes sur 100 % de votre surface corporelle, les yeux fermés. Un peu comme si vous faisiez l'exercice précédent « en aveugle ».
3. Répétez l'exercice les yeux ouverts, lentement, en prenant soin de ne rien oublier : chaque orteil, chaque bourrelet, chaque articulation… Le lien est créé entre ce que vous avez vu et ce que vous avez ressenti sous vos mains.

■ PHASE 2 : ÊTRE BIENVEILLANT

L'heure est venue de faire preuve de bienveillance. Pour associer soins du corps et plaisir, commencez par déterminer un budget, puis choisissez des soins corporels qui vous séduisent et que vous trouverez très agréables à appliquer en raison de leur parfum, de leur texture, de la sensation qu'ils procurent sur la peau.

Choisir des soins sensoriels

1. Prenez le temps d'aller dans plusieurs magasins : la plupart proposent des « testeurs » qui permettent déjà de s'offrir un moment de plaisir à moindre coût. Sentez

les parfums, regardez les couleurs des rouges à lèvres... Essayez les crèmes, respirez les odeurs des produits. Il peut s'agir de s'offrir un soin de luxe, mais de simples gels douche et laits hydratants de supermarché peuvent convenir. Ce qui compte, c'est le plaisir et la sensorialité. C'est en quelque sorte la reprise en main de l'ensemble des sens, pour faire vivre chaque partie de votre corps.

2. Vous pouvez également en profiter pour faire un tri dans les produits de votre salle de bains : jetez ou donnez ceux dont vous ne vous êtes pas beaucoup servi (ils ne vous apportent sans doute pas assez de plaisir), remettez en valeur ceux que vous aimez et ajoutez-y les petits nouveaux que vous avez choisis.

Instaurer une routine beauté

Décidez des gestes que vous allez vous octroyer chaque jour, chaque semaine, chaque mois et chaque année. À vous de trouver ce qui vous réconcilie avec la vie et avec votre corps et vous apporte le plus de satisfaction. Voici quelques exemples :

Tous les jours

– Douche plaisir en respirant à fond et en prenant soin de se savonner en conscience, avec gentillesse.

– Application de soins visage et/ou corps après la douche, after-shave ou crème hydratante, parfum (ne prétextez pas que vous n'avez pas le temps, il existe même des soins hydratants qui s'appliquent directement sous la douche, se rincent mais laissent un film protecteur même une fois la peau séchée).

– Application d'une crème pour les mains que vous avez dans votre sac ou votre tiroir, en cours de journée.

– Petit massage des tempes pendant votre pause-café.

– Se refaire une beauté après le déjeuner, se brosser les dents et se reparfumer.

Une fois par semaine

C'est votre petit « moment volé » (qui ne devrait pas être volé mais j'ai bien conscience de la difficulté à gérer son quotidien pour la plupart d'entre vous qui me lisez).

– S'offrir un massage crânien pendant le shampoing si vous aimez cela.

– Se faire une manucure (même les hommes) avec massage des mains, crèmes hydratants et soin des ongles, avec ou sans vernis.

– Se faire un masque visage (madame ou monsieur) ou l'application d'une lotion capillaire (monsieur).

– Se faire un massage à l'huile de tout le corps.

– Prendre un bain moussant ou avec des huiles essentielles, au calme.

À intervalles réguliers

– S'offrir un massage ou un soin visage en institut.

– Aller chez le coiffeur, même pour un simple brushing.

– S'offrir une pédicure ou manucure en institut.

– S'offrir une journée au hammam, ou un week-end en centre aquatique, thermal ou thalasso.

Bref, tout est bon pour se dire qu'on se fait plaisir !

OFFREZ-VOUS UNE CURE

Thalasso ou cure thermale, s'accorder une parenthèse en profitant des bienfaits de l'eau peut être une option intéressante pour se faire du bien et se reconnecter avec son corps à intervalle régulier. Ces lieux permettent de passer quelques jours dans un environnement apaisant, qui nous isole du fracas permanent de la vie de tous les jours.

Une thalassothérapie

Une cure de thalasso est basée sur les bienfaits de soins par l'eau de mer et des enveloppements. Outre la détente mentale, le corps profite des vertus des algues, de l'eau de mer et de l'air marin. L'eau de mer est intéressante pour sa haute concentration en sels minéraux, que la peau reçoit pendant les soins. Puisée au large et chauffée, elle provoque une détente immédiate tout en stimulant l'organisme : la mer contient en effet de nombreux électrons en dissolution provoquant l'absorption des ions négatifs par le corps, qui se charge – et se recharge – alors en sels minéraux par la peau. Ces ions vont ensuite se diffuser dans tout l'organisme : la fibre musculaire prendra le potassium, les os, le calcium, etc. Ils offrent ainsi une réelle régénérescence, amplifiée par les gestes de soins eux-mêmes (douche à jets, bain hydromassant…) connus pour leurs bénéfices sur les articulations et l'oxygénation des tissus. Les enveloppements d'algues (qui concentrent les oligoéléments, minéraux et plancton présents dans l'eau de mer), d'argile ou de boue agissent de la même manière, avec en supplément des vertus antalgiques et anti-inflammatoire largement plébiscitées contre les douleurs rhumatismales et articulaires. Enfin, respirer et recevoir l'air marin sur le visage et/ou le corps lors d'une promenade sur la plage favorisent la dilatation des capillaires et stimulent ainsi la peau en boostant ses échanges pendant que le vent vivifiant du bord de mer favorise la respiration et l'oxygénation. Un bain de jouvence ! Et pour les plus sceptiques, l'eau possède un côté rassurant, identique au liquide amniotique dans lequel chacun d'entre nous a vécu 9 mois avant sa naissance.

Une cure thermale

L'eau thermale, naturellement minéralisée, est source de nombreux bienfaits pour les peaux sensibles, irritées et intolérantes en particulier. Si l'on peut adopter les soins qui l'utilisent dans leur composition, une cure dans un centre thermal présente des vertus thérapeutiques durables et variées. Chacune a en effet ses propriétés : l'eau Avène par exemple est faiblement minéralisée et avec un pH neutre équilibré en bicarbonate, calcium et magnésium, des molécules actives qui luttent contre l'inflammation et les démangeaisons. L'eau de La Roche-Posay possède des vertus antioxydantes, protectrices et décongestionnantes grâce à plusieurs minéraux (calcium, sélénium, zinc, cuivre, bicarbonate…). Enfin chez Uriage, l'eau thermale est dite « isotonique », c'est-à-dire qu'elle entre en osmose avec la peau en pénétrant particulièrement bien dans les cellules.

Les stations thermales associent aujourd'hui des cures à thèmes selon les propriétés biologiques de leur source thermale (affinement, remise en forme, traitement des affections de la peau…) et des séjours axés sur la détente du corps et de l'esprit. Repos et harmonisation sont donc au programme, mais également le traitement de nombreuses maladies de peau ou dermatoses. Comme nous l'avons vu, la peau est un organe particulier qui s'exprime aussi sous forme de réactions, qu'il est important de soulager, car ce sont autant de raisons de se sentir « mal dans sa peau » : eczéma, dermatite atopique, psoriasis, séquelles de brûlures, desquamation, dermites séborrhéiques, acné, couperose… On les soigne avec les bains d'eau thermale, des enveloppements mais aussi des cures d'eau thermale à boire, le tout encadré par un personnel qualifié (infirmières, kinésithérapeutes…).

■ PHASE 3 : STABILISER LE CORPS/ACCORD

Pour définitivement vous convaincre qu'il est utile, pour la forme physique, de prendre soin de soi de manière tactile et cosmétique, voici enfin 2 exercices/thérapies qui procurent une satisfaction assez grande pour finir de stabiliser le processus de réappropriation de son corps, décharge de bénéfices à la clé !

Le do-in (automassage)

Le do-in est une technique d'automassage issue de la médecine traditionnelle chinoise. Basé sur le principe de *digito* ou *acu*, « pression », il travaille sur la circulation du *chi*, l'énergie vitale qui traverse tout le corps, par la stimulation des points précis liés à des méridiens eux-mêmes associés à un organe du corps, comme en acupuncture. Cette méthode peut être pratiquée par tous, à tout âge et sans connaissance particulière, habillé, sans accessoire et partout : à la maison, dans les embouteillages, au bureau. Il procure une détente en régénérant les systèmes musculaires, nerveux et énergétiques.

Comment procéder ?

- Une séance complète sur tout le corps exige 30 minutes au minimum, mais 15 minutes suffisent pour soulager un problème précis : ventre noué par le stress, muscles contractés ou baisse de tonus. On conseille de pratiquer tous les jours, le matin de préférence, car le do-in a un effet stimulant. Et on commence par le haut du corps.
- On commence par tapoter l'ensemble du visage du bout des doigts (front, arcades sourcilières, oreilles, paupières, nez, bouche), puis on passe au cou, aux épaules avec des petits pincements. On peut ensuite

frotter ses bras comme pour les réveiller et s'offrir un massage des mains fait de pressions et mouvements comme quand on se les lave. On peut ensuite réchauffer le ventre par mouvements circulaires du plat de la main avant de passer aux jambes et aux pieds que l'on peut frotter ou pincer, à l'instinct. Le do-in est en effet très spontané et on se laisse guider par son intuition pour savoir quels gestes prodiguer.

N'hésitez pas à vous procurer des livres* ou à regarder des vidéos sur Internet pour piocher des idées et informations afin de vous créer une séance sur mesure.

Le relooking

Dernier exercice, avec un mot à la mode mais qui pèse son poids en termes d'estime de soi, de revalorisation et de rapport au corps. Vous pouvez vous offrir (ou vous faire offrir) des séances avec un coach styliste dont c'est le métier, afin d'apprécier votre potentiel : en effet, un professionnel de la mode ou de la mise en beauté verra en vous ce que vous ne voyez pas ou plus, regardera votre corps d'une manière différente et pourra ainsi en faire ressortir le meilleur.

Mais cette méthode est coûteuse et des alternatives meilleur marché existent. Vous pouvez par exemple vous inspirer

* *Do-in automassage*, de Dominique Launay, Éditions Chariot d'or, 2007, et *Guérir par l'automassage do-in*, de Jocelyne Aubry et Ho-Han Chang, Presses du Châtelet, 2005.

IDENTIFIER LES MOMENTS DE FRAGILITÉ DU CORPS

Parfois, la distance avec le corps arrive sans que l'on s'en aperçoive, à des moments charnières qui nous fragilisent. Il peut s'agir d'une fragilisation émotionnelle (deuil, divorce, burn-out), qui va entraîner une préoccupation morale importante répercutée sur le corps. Ou, à l'inverse, d'un chamboulement physique (prise de poids importante, grossesse...) qui va se répercuter sur le moral. Dans les deux cas, cela active la dissociation corps/esprit. Ne laissez pas ces situations perdurer : si vous ne ressentez pas le besoin de vous reconnecter à votre corps aujourd'hui, gardez en tête que ces exercices sont extrêmement utiles quand vous traversez une crise : prendre soin de soi, c'est s'offrir le câlin réconfortant dont on a besoin dans ces moments... Il est encore plus important de faire attention à soi-même et à l'image que l'on projette de soi dans les moments de forte tension, de douleurs extrêmes, ou de chocs. Il faut combattre cette image classique du désarroi affectif qui se traduit par un désintérêt de tout ce qui concerne le corps et même son habillage.

d'émissions télévisés (nombreuses sur le sujet ces dernières années) et mettre en place des changements par vous-même ou avec des proches.

Le plus facile est sans doute de commencer par la case coiffeur : en prenant plusieurs avis, changez de coupe, de couleur, de longueur, ce qui peut révéler votre visage d'une nouvelle manière.

Ensuite, n'hésitez pas à aller vous faire maquiller (gratuitement la plupart du temps quand il s'agit de quelques gestes) dans une parfumerie ou sur les stands des marques de cosmétiques des grands magasins, en expliquant que vous voudriez mettre votre visage en valeur. Les maquilleurs sur place devraient se faire une joie de vous conseiller et de vous vendre quelques produits après vous avoir montré comment vous en servir. Sourcils, teint, regard… n'hésitez pas non plus à investir dans un maquillage total, payant, lequel pourrait bien vous surprendre ! Demandez alors qu'on vous fasse l'effet relooking en ne vous laissant voir votre visage qu'à la fin.

Les modifications d'aspect, quelles qu'elles soient, ont souvent un résultat positif. N'ayez pas peur de vous exposer au regard des autres, car leurs critiques sont en fait le reflet des vôtres, même les plus secrètes.

CONCLUSION

Tout le monde peut gagner en longévité en jouant sur les différentes clés proposées dans ce livre, en agissant au quotidien pour mettre en place quelques mesures faciles. On ne change pas tout d'un coup, mais on fait évoluer les choses progressivement. Le corps et l'esprit se détendent en douceur et retrouvent le sourire.

En tant que médecin nutritionniste, je crois fermement que l'alimentation est amenée à jouer un rôle croissant sur la santé, dans les années à venir. Entre une science en mutation et la diffusion de l'information, le futur de la nutrition est très prometteur. Il promet une approche à 360° et la possibilité de manger « en conscience ».

J'ai voulu écrire ce livre pour montrer combien il peut être facile d'améliorer significativement sa vie en y ajoutant du bien-être. Avec cette idée qui me tient vraiment à cœur : il faut remettre son corps au centre de sa vie. Avec la nutrition d'abord, l'activité sportive, le mental et le sommeil ensuite, puis les soins corporels pour boucler la boucle. Prendre soin de son corps est la clé de toutes les clés.

TABLE

Introduction

Clé n° 1 • La clé Nutrition

Clé n° 2 • La clé Forme

Clé n° 4 • La clé Sommeil

Clé n° 5 • La clé Corps